DOULA'S GUIDE

to Empowering Your Birth

당신의 위풍당당한 출산을 위한 가이드

1판 1쇄 인쇄   2022년 10월 21일
1판 1쇄 발행   2022년 11월 11일

지은이   린지 블리스
옮긴이   박지원, 문지영
펴낸곳   도서출판 비엠케이

기획   이종화
편집   송은아
디자인   아르떼203
제작   (주)재원프린팅

출판등록   2006년 5월 29일(제313-2006-000117호)
주소   121-841 서울시 마포구 성미산로10길 12 화이트빌 101
전화   (02) 323-4894 팩스 (070) 4157-4893
이메일   arteahn@naver.com

값은 뒤표지에 있습니다.
ISBN 979-11-89703-50-9   03510

DOULA'S
GUIDE

to Empowering Your Birth

당신의 위풍당당한 출산을 위한 가이드

린지 블리스 지음 ● 박지원 문지영 옮김

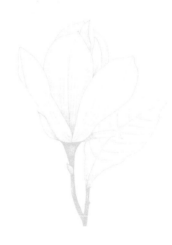

Bmk
magazine&publishing

의료 개입 없이도 가능한 위풍당당한 출산

린지 블리스의 '위풍당당'한 책을 번역할 수 있어서 정말 기쁩니다.
그녀가 살고 있는 곳과 우리가 살고 있는 대한민국에서, 아기를 평
화롭게 낳거나 혹은 아기를 낳는 여자가 자기 목소리를 온전히 내기
란 정말 어려운 일입니다. 이처럼 어려운 현실에서 여성들의 목소리
를 대신하여 린지 블리스가 들려주는 출산 이야기는 잔잔하지만 강
력한 나비효과를 일으킵니다. 꼭 끝까지 완독하시기를 바랍니다.

그녀는 산모들이 그동안 간과하거나 알지 못해서 사회나 병원
에 요구하지 못했던 부분들에 대해서 조용조용한 목소리로 알려줍
니다. 동시에 때론 엄하게 아이의 엄마로서 당연히 산모가 가져야
할 책임 의식의 부재에 대해 질타하기도 합니다. 이러한 그녀의 이
야기는 산모의 책임보다는 권리에 대해서 더 많은 이야기를 해오던
기존의 출산 동반자나 둘라들의 이야기와는 다르게 다가옵니다.

'제왕 절개율은 언제나 높기 때문에' 의사가 제왕 절개를 못하면
어쩌나 하는 걱정은 안 해도 된다는, 현실적이면서도 날카로운 그
녀의 지적은 의사들에게 보내는 호통이며, 산모들에게 전달하는 안

심의 말이기도 합니다. 동시에 '근거 중심 의학'을 실천하는 의사에 대한 존경과 그러한 의사를 찾기 위해 산모들이 많은 노력을 해야 한다는 당부도 잊지 않습니다. 성소수자를 위한 출산과 양육에 관한 현실적인 조언도 눈여겨볼 만합니다.

그녀가 네 번의 출산(두 번의 쌍둥이 자연 출산 포함)을 겪는 과정에서 저절로 습득할 수밖에 없었던 '현실'로서의 출산 이야기는 출산을 잘 할 수 있는 마법 같은 비법을 기대하며 이 책을 펴든 독자에게는 다소 실망스러울지도 모르겠습니다. 왜냐하면 이 책은 그러한 비법을 소개하는 책이 아니거든요. 오히려 그동안 자연 출산 관련 서적에 자주 등장한 '출산 계획'이 '환상'에 불과할지 모른다는 생각이 들게 합니다. 그녀가 전해주는 자신의 출산 과정과 둘라로서 함께한 다른 이들의 출산 이야기를 읽으면 정말이지 출산에서는 미리 계획할 수 있는 것이 아무것도 없음을 깨닫게 되기 때문입니다.

그녀는 '출산 계획' 대신 '출산 선호 목록'이라는 말을 씁니다. 계획은 할 수 없지만, 의료 서비스의 이용자로서 우리에게는 좀 더 현명하게 대처할 수 있는 방법이 분명히 존재하고, 반드시 의료 개입이 필요한 상황이 아니라면 좀 더 인내심을 가지고 지혜롭게 그 어려움을 넘길 수 있다고 알려줍니다. 그리고 상황에 맞게 등장하는 그녀가 전해주는 여러 가지 비법은 과학적 검증의 대상이라기보다 그녀의 할머니, 그 할머니의 할머니, 즉 조상으로부터 내려오는, 우리나라로 말하자면 '엄마 손은 약손'과 같은 것입니다. '엄마 손'에는 어떠한 정해진 방법이 있지 않습니다. '엄마 손'은 그 자체로 사랑입니다. 그 사랑이 손을 통해 아이에게 전달되며, 아이를 진정시키는 마법을 부립니다. 어쩌면 아기를 낳는 여자에게 가장 필요한 것은 우리 모두의 '엄마 손'인지도 모릅니다.

임신과 출산을 직접 겪어 보지 않은 이들은 소소하기도 하며 격정적이기도 한 이 과정이 얼마나 드라마틱한지 알지 못합니다. 그러기에 유난 떨지 말라고 말하거나, 심지어 남들 보기에 순산한 산모들에게 아기를 잘 낳기까지 그녀가 했을 노력을 '아기 잘 낳는 체질' 이라는 말로 한순간에 깎아내리기도 합니다.

또 임신·출산을 겪어본 사람들은 '얼마나 아픈지 모르면 까불지 마라' 식의 과장된 말로 산모들에게 반드시 의료 개입이 필요하다고 설득하려 듭니다. 부디 이 짧은 책이 여러분의 임신, 출산 여정에 반딧불이 같은 길잡이가 되길 기대해 봅니다.

산부인과 전문의로서 출산 현장을 지키다 보면 여러 가지 생각이 듭니다. 좀 더 나은 출산을 하려는 여러분의 노력이 분명히 분만실의 문화를 바꿀 것이라 믿어 의심치 않습니다. 특히, 여러 가지 이유가 있겠지만 우리나라의 경우 너무 바쁜 분만실의 환경과, 너무나 박하기만 한 분만실 간호사에 대한 예우도 좋아지길 기대해 봅니다. 더불어, 산과 전공을 희망하는 의사가 더 많아지면 좋겠습니다.

박지원(연앤네이쳐 산부인과 원장)

자신만의 특별한 출산을 꿈꾸는 이에게

 하루에도 여러 차례 출산 상담을 합니다. 출산 안내문을 나눠주거나 관련 영상을 보여주면 훨씬 수월할 테지만, 그럼에도 불구하고 각 가정마다 개별적으로 대면 상담을 진행합니다. 상담을 받는 각 가정의 사연과 임신, 출산에 임하는 자세나 성향은 각각 다릅니다. 그러므로 여러분만의 출산을 미리 그려보고 계획한다고 해서 결코 유별난 일이 아닙니다. 여러분의 출산은 여러분 자신의 사연에 맞게, 여러분이 원하는 방식으로 이루어질 필요가 있습니다.

 출산을 잘 하기 위해서는 신체적, 환경적인 요소가 조화를 이루는 것이 중요합니다.

 조화를 이룬 좋은 출산은 산과학과 조산학 책에 나와 있는 대로 5P, 즉 만출력Power, 태아Passenger, 산도Passageway, 심리적 반응Psychological response, 임부의 자세Position가 톱니바퀴처럼 맞물려 있을 때입니다. 예를 들어, 만삭 시 몸무게가 겨우 47kg인 산모가 3.4kg의 아기를 순산하는 경우와, 대체적으로 골반이 좋은 서양인 산모가 충분한 자궁수축이 없고 아기가 하늘을 보고 누워 있어서 제왕 출산을 했다면,

이러한 차이는 모두 5P로 설명할 수 있습니다.

　자연 출산이든 제왕 출산이든 만족스러운 출산은 출산 시설, 의료진의 구성과 그들의 철학, 둘라 고용, 분위기, 그리고 응급 상황 대처 시스템 등이 적절히 조성되었을 때 가능합니다. 그중에서도 이 책에서 강조하고 있는 '출산을 도와줄 서포트 팀'을 구성하는 과정은 꼭 필요합니다.

　"제가 학급회장이 된다면, 앞에서 이끌기만 하거나 뒤에서 밀어주기만 하는 회장이 아닌, 여러분과 함께 더불어 나아갈 수 있는 회장이 되겠습니다."

　제가 고등학생 시절 학급회장 선거에 나가서 했던 말입니다. 저는 이 말을 굉장히 좋아해서 지금도 출산 현장에서 그 의미를 되새기며 일하고 있습니다. 산모에게 무조건 잘하고 있으니 잘 참아 보라고 격려만 하지 않습니다. 또, 일방적으로 가르치거나 혼자서 출산의 방향을 설정하지도 않습니다. 산모, 배우자, 의사, 그리고 둘라 등 출산에 참여한 모든 팀원과 의견을 공유하고 함께 더 나은 선택을 하기 위해 고민합니다. 출산을 도와줄 서포트 팀원이 모두 함께 소통하면서 협력했을 때, 출산의 결과는 더 긍정적입니다.

이 책은 처음 임신 사실을 맞이한 순간의 심리적, 신체적 변화부터 출산, 그리고 출산 이후의 자기 관리까지 임신부와 산모에게 필요한 모든 정보를 알기 쉽게 정리해 놓은 임신, 출산 입문서입니다. 임신을 계획하거나 출산을 준비하는 모든 분들이 이 책을 길잡이 삼아 여러분만의 특별한 출산을 하시기 바랍니다.

문지영(연앤네이처 산부인과 조산사)

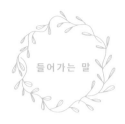

"당신은 다른 이의 열정을 사용할 수 없습니다.
오직 당신 자신의 것만 사용할 수 있습니다. 그리고
무엇보다 당신 스스로 그것의 존재를 믿으려는
의지가 있어야 합니다."

– 오드리 로드Audre Lord (미국의 시인이자 페미니스트, 1934~1992)

임신했다는 사실을 알고 난 뒤 궁금한 게 너무 많아서 당황스럽나요? 혹시 여러분의 남편(파트너), 친구, 가족들의 무조건적이며 편견 없는 응원이 부족한가요? 아기를 낳는 게 두려운가요? 갑자기 양수가 터진 다든가, 괴성이 난무하는 등 출산 과정을 공포스러운 응급 상황으로 묘사하는 미디어가 정말 많습니다. 저는 이 책에서 이처럼 왜곡된 사회적 이미지에 맞서 출산이 정말 아름답고 특별한 여정이 될 수 있음을 여러분에게 알려주고 싶습니다.

아이를 낳은 직후에 많은 이들이 "출산이 이렇다는 것을 누군가 미리 말해 줬다면 얼마나 좋았을까" 혹은, "이런 사실을 출산 전에 미리 알았더라면 좋았을 텐데"라는 말을 자주 합니다. 저도 그러한 말을 주변에서 많이 들었습니다. 이 책은 당신, 아기를 잘 낳을 권리가 있는 주인공인 바로 여러분의 정당하고 마땅한 출산 능력을 여러분에게 되찾아 주기 위한 저의 열정과 믿음에서 비롯했습니다. 지난 8년간 250건 이상의 출산에 함께 했던 둘라로서, 또한 (두 쌍의 쌍둥이를 포함해) 일곱 아이들의 엄마로서, 저는 예비 부모들이 바로 자신만의 특별한 출산을 경험할 수 있도록 임신과 출산, 그리고 그 후에 일어날 수 있는 모든 가능성을 공유하려고 합니다.

주인공은 바로 여러분의 몸과 출산, 그리고 여러분의 아기입니다. 그리고 여러분은 이 모든 정보를 통해 강한 자신감을 얻을 수 있습니다.

이 책은 여러분에게 필요한 모든 정보를 제공할 것입니다. 그래야 여러분이 앞으로 일어날 일에 대해 헤매지 않을 테니까요. 출산할 때 어떤 선택을 할 수 있을지 미리 안다면 여러분은 그 정보를 바탕으로 적절한 결정을 내릴 수 있고, 훨씬 더 자신 있게 아기를 낳을 수 있을 것입니다. 여러분이 아이를 낳는 여정에 도움이 되도록, 제 개인적인 경험과 중요한 팁을 하나도 빠짐없이 알려드리겠습니다.

또 임신 기간의 감정 기복을 다루는 방법부터 여러분에게 맞는 출산 조건 및 환경 찾아내기, 출산 장소 고르기, 그리고 선택할 수 있는 옵션 알아가기 등 임신 전반에 걸친 모든 부분을 다뤄볼 예정입니다. 그런 다음 진통 및 출산과 관련된 유용한 팁과 여러 시나리오, 그리고 상황이 좋거나 나쁠 때 어떻게 대처하는 게 좋을지에 대해서도 다뤄보겠습니다. 마지막으로, 여러분 자신 및 아기 돌보기, 주변 도움 받기 등 간과하기 쉬운 임신 제4분기에 대해서도 짚고 넘어가려 합니다.

저는 이 모든 것, 즉 정신없기도 하지만 아름답고 영광스러운 진정한 의미의 출산에 대해 이야기하는 것이 전혀 무섭지 않습니다. 부디 이 책이 임신, 출산에 대한 여러분의 두려움을 떨쳐내는 데 도움이 되길 바랍니다.

린지 블리스

Lindsey Bliss

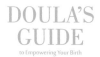

DOULA'S
GUIDE
to Empowering Your Birth

차 례

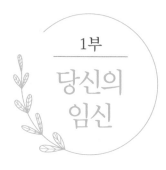

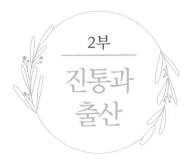

DOULA'S
GUIDE
to Empowering Your Birth

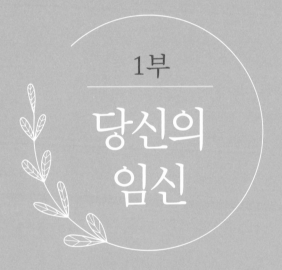

1부

당신의
임신

임신이에요!
이제 어떻게 해야죠?

　　임신이 되기까지 차근차근 준비해온 분도 있겠지만, 아마 몇
몇 분에게 임신은 깜짝 놀랄 만한 소식일 수도 있습니다. 임신을 하기
위해 전문가의 도움(난임 시술 등)이 필요했을 수도 있고 혹은 피임에 실
패하여 아기가 생겼을 수도 있어요. 어쩌면 아기를 잃는 아픔을 겪은
후, 레인보우 베이비Rainbow baby(유산/사산 이후 생긴 아기를 일컫는 말로,
폭풍 후에 무지개가 뜨듯 새 희망을 담은 표현)가 찾아왔을 수도 있어요. 이
소중한 아기가 어떠한 과정을 통해서 우리에게 왔든지 간에, 일단은 크
게 심호흡 한 번 하고, 임신을 한 자신을 위해 큰 박수를 쳐주세요. 임신
을 하기까지 여러분의 사연은 저마다 다를 것입니다. 임신 사실을 알고
나서 여러분이 맞닥뜨린 생각이나 감정을 있는 그대로 받아들이세요.
처음에는 기쁘거나 신나지 않을 수도 있습니다. 그래도 괜찮습니다. 여
러분의 인생을 송두리째 바꾸어놓을 이 소식을 어떻게 받아들이고 반
응해야 하는지에 대해서는 어떠한 규정도, 정답도 없으니까요. 스스로

를 조금 더 너그럽게 대해 주세요. 임신했음을 안 뒤 사람들이 보일 수 있는 반응은 너무나 광범위하고 다양합니다. 임신이 모두에게 경사스러운 소식은 아닙니다. 어떤 이에게는 너무 무섭고 두려운 일일 수 있습니다. 저 역시 임신했음을 처음 알았을 때 기쁨보다는 충격과 공포, 또 슬픔과 두려움이 먼저 다가왔습니다. 제가 맡았던 산모 중에는 너무 충격을 받은 나머지, 임신 후반기까지도 주변에 임신 사실을 알리지 못했던 경우도 있었습니다. 반면 어떤 산모는 주체할 수 없이 터져 나오는 기쁨의 웃음 때문에 바지를 다 적실 정도였답니다.

아마 여러분은 임신 사실이 확실해질 때까지 임신 테스트기로 네다섯 번 자가 검사를 했을 수도 있습니다. 네, 제가 그랬거든요. 저는 여러 회사의 제품을 이용해서 수차례 임신 자가 검사를 했었습니다. 임신 반응 검사가 전부 정확한 건 아니니까요. 어떤 경우 진짜 임신인데도 불구하고 검사 결과가 음성으로 나오기도 합니다. 실제로 저의 이모는 여러 차례 임신 반응 검사에서 계속 음성이 나왔어요. 하지만 생리를 하지 않아 병원에서 혈액 검사를 한 뒤에야 임신을 확인했습니다. 결국 그녀는 그렇게 임신을 확인하고, 드디어 출산도 했지요.

예정일 계산하기

임신하셨군요! 이제 무엇을 해야 할까요? 먼저, 예정일을 계산해 봅니다. 제가 '예정'이라는 단어를 사용했는데 눈치채셨나요? 여러분이 정자와 난자가 수정된 날을 정확히 안다거나, 혹은 특정 날짜에 난임 시술을 받았다 할지라도, 실제로는 누구도 그 작은 생명이 언제, 어떻게 여러분 곁에 왔는지 확실하게 알 수 없습니다. 특히, 임신 초기에는 예정일을 예측하기가 더욱 쉽지 않습니다. 그래서 저는 '예정일'보다는 '예정월'이라는 표현을 더 좋아합니다.

우리의 옛 선조들은 달의 주기를 보고 아기가 언제 태어날지 예상했다고 합니다. 보통 여성의 월경 주기는 평균 28일로 달의 주기와 유사하기 때문입니다. 이 방법은 매우 정확하다고 알려졌습니다. 최근에도 많은 의료인과 임신/출산 업무 종사자들이 주로 만월에 아기가 태어난다고 믿고 있습니다. 보름달이 뜨면 중력에 의해 만조가 되는데, 우리 인간의 몸은 대부분 물로 구성되어 있으므로 보름달이 뜨면 우리 몸에도 비슷한 변화가 생기면서 진통이 시작된다는 생각이지요. 물론 과학적으로 입증되지는 않았습니다. 저 역시 우리 모두는 달이 가지고 있는 엄청난 에너지와 연결돼 있다고 믿고 있으며, 계속 지지할 것입니다. 서퍼Surfer인 제 남편은 심지어 파도를 보고 출산이 임박한 임신부가 언제 분만 진통을 할지 비교적 매우 정확하게 예측하기도 합니다.

혈액 검사로 임신을 확인해봐요!

여러분의 다음 생리 예정일로부터 빠르면 3일 전이라도 혈액 검사로 임신을 확인할 수 있습니다. 혈액 검사로 소변 검사보다 훨씬 정확하게 태반성 성선 자극 호르몬human chorionic gonadotropin(hCG)을 검출할 수 있습니다. 임신했을 경우 이 호르몬의 수치가 매우 빠르게 상승합니다.

오늘날 대부분의 산과 의사들은 마지막 월경 시작일로부터 딱 40주

되는 날을 여러분의 출산 예정일로 계산합니다. 하지만 정상적인 임신 기간은 38~42주라는 사실을 잊지 마세요. 따라서 5주라는 그 기간 중 어느 날(계산된 예정일 전후 2주 사이의 어느 날), 여러분은 출산하게 될 것입니다. 겨우 5%의 여성만이 예정일에 아기를 낳습니다. 저 또한 다섯 번의 출산 중 막내 아이만이 예정일에 나왔습니다. 제 경우만 보더라도 예정일에 출산을 할 수도, 못 할 수도 있습니다. 언제 세상 밖으로 나와야 할지는 아기 스스로 잘 알고 있다고 믿고, 그 일은 아기에게 맡겨 두자고요.

임신 소식 알리기

생리를 거르거나 임신 반응 검사에서 양성이 나오면서 임신이 확인되고, 또 출산 예정일이 확실해지면, 여러분은 기도에 응답을 받은 듯한 느낌이 들 것입니다. 또한 충격과 부정의 짙은 안개 속에서 빠져나온 기분일 테지요. 여러분의 상황에 따라 임신 소식을 주변에 알리는 것은 매우 기쁜 일일 수도, 상당히 두려운 일일 수도 있습니다.

최근 많은 이들이 이용하는 소셜 미디어를 통해 친구나 가족에게 임신 사실을 알리거나, 휴일 행사 또는 가족 모임에서 직접 발표할 수도 있습니다. 요즘에는 조금 구식처럼 느껴지지만 저는 직접 전화를 걸어 임신 소식을 알렸습니다. 저는 남편에게 전화를 걸어 쌍둥이를 임신했다고 말했던 그 짜릿했던 순간을 아직도 생생히 기억합니다. 쌍둥이 임신을 확인했던 진료에 함께하지 못했던 남편은 처음에는 제 말을 믿지 않았습니다. 그리고 곧이어 걷잡을 수 없는 충격의 도가니에 빠진 것 같았습니다. 설마 제가 그 사실을 지어냈을 리 있겠습니까? 그 다음

번 임신했을 때 우리는 두 번째 쌍둥이 임신(그래요, 두 번째입니다!!)을 가족 모임에서 거창하게 발표했습니다. 가족들이 정말로 제 말을 믿을 수 있도록 불룩 나온 제 배를 보여줄 계획까지 세웠답니다.

많은 분들이 임신 12~14주까지 기다렸다가 임신 사실을 주변에 알립니다. 이 시기는 임신 제2분기가 시작되는 시점으로, 이때부터 자연유산의 가능성이 매우 낮아지기 때문입니다. 아마 유산으로 아픔을 겪은 후에 다시 임신을 한 경우라면, 임신 제3분기까지는 임신 사실을 알리기가 조심스러울지도 모릅니다. 당연히 그럴 수 있어요. 여러분이 원하는 대로 하면 됩니다. 임신한 사람은 여러분이잖아요. 그러니까 준비가 되면 언제든 편한 방법으로 알리세요.

미국산부인과의사회American Congress of Obstetricians and Gynecologists(ACOG)의 발표에 따르면 전체 임신의 10~25%는 자연유산으로 이어진다고 합니다. 따라서 유산은 안타까운 일이지만 나 자신 혹은 내가 알고 있는 누구에게나 한 번쯤 일어날 수 있다는 사실을 알아 두는 것이 좋습니다. 유산과 관련해서는 침묵하는 경우가 다수이며, 잘못된 정보도 많습니다. 어쩌면 유산이란 아무도 가입을 원치 않지만, 막상 들어가면 비슷한 경험을 한 사람이 매우 많다는 사실을 알게 되는 클럽과 비슷할 수 있습니다. 당신은 혼자가 아니랍니다.

많은 지역의 기관과 온라인에서 유산을 겪은 사람들을 지원하고 있습니다. 가족, 친구, 그리고 의료진과 지속적으로 소통하는 것도 이 어마어마한 상실을 견뎌내는 데 도움이 될 것입니다. 괜찮지 않아도 괜찮아요.

유산과 레인보우 베이비에 대해

레인보우 베이비란 자연유산이나 사산을 겪은 뒤 또는 신생아나 영아를 잃은 뒤에 얻은 아기를 말합니다. 무지개는 보통 태풍이 지나간 뒤에 평온한 날이 찾아올 것이라는 희망을 준다는 점에서 이 아기들을 레인보우 베이비(무지개 아기)라고 부릅니다. 태풍이 아기를 잃은 유산(또는 사산) 등을 상징한다면, 무지개는 다음에 다시 찾아올 아기를 나타냅니다. 우리는 레인보우 베이비와 그 엄마들에 대해 마땅히 이야기를 나눌 필요가 있습니다. 아기를 잃은 뒤에는 당연히 임신이 두렵고 불안한 마음이 들기 때문입니다. 심지어 몇몇 여성은 레인보우 베이비가 생기고 난 뒤에 아기의 생존에 대해 지속적인 불안을 경험했다고 이야기합니다. 아기를 잃는 것은 여성 자신과 다른 가족들에게 엄청난 충격을 줄 수 있습니다.

유산의 아픔을 겪은 분들을 응원하고 정보를 제공하는 곳이 많이 있습니다. 이 중 도움이 될 만한 사이트를 소개합니다.

- 유산을 겪은 임산부 지원 모임Pregnancy After Loss Support
  : www.pregnancyafterlosssuport.com
- 유산협회Miscarriage Association
  : www.miscarriageassociation.org.uk
- 자연유산, 사산, 신생아·영아 사망을 겪은 이를 위한 지원 단체Organizations that provide Support after Miscarriage/Stillbirth/Infant Loss
  : www.verywell.com/miscarriage-support-organizations-2371339
- 유산을 겪은 이를 위한 캠페인#IHadAMiscarriage Campaign
  : www.instagram.com/ihadamiscarriage

　　　—제시카 주커Jessica Zucker 박사, #IHadAMiscarriageCampaign의 대표, 정신과 전문의

나의 첫 번째 출산

미아 조세핀 Mia Josephine
2006년 10월 3일
병원 내 조산원에서

지금부터 저의 첫째 아이, 미아의 출산 이야기를 해보려고 합니다. 미아는 저의 첫 임신으로 얻은 아기입니다. 당시 저에게는 남편의 딸인 벨라Bella가 있었어요. 벨라가 여덟 살 때 우리는 처음 만났고, 그 덕에 양육 경험은 조금 있었어요. 저는 벨라를 아주 좋아했고, 벨라에게 여동생을 안겨주고픈 기대에 부풀어 있었답니다. 벨라는 참 순하고 착한 아이였기에 저는 앞으로 태어날 아기와 어떤 일을 겪게 될지 전혀 몰랐습니다. 남편인 댄Dan과 저는 결혼 전에 진지하게 '가족계획'에 대해 이야기를 나눈 적이 있어요. 당시에 그는 자신의 딸 한 명에 만족했고, 더 이상의 아이를 원하지 않았습니다. 저도 그때는 준비가 되어 있지 않았으므로 그의 의견에 동의했습니다. 하지만 미래에는 아기를 원할 수도 있다는 가능성은 열어두어야 했습니다. 저는 20대 초반이었고, 어쩌면 제 마음이 변할 수도 있으니까요. 댄은 만약 그런 일이 닥친다면 그때 가서 잘 대처하면 된다고 말하며 동의했습니다. 저는 그 일이 그렇게 빨리 저에게 일어나리라고는 생각하지 못했습니다.

때마침 친한 친구가 임신 소식을 알려왔습니다. 믿을 수가 없었지요. 제 친구들 대부분은 여전히 모여 놀기에 바쁜, 누군가를 책임지기에는 아직 어린 친구들이었으니까요. 그제야 저는 제 마지막 생리가 언제였는지 기억이 안 난다는 사실을 깨달았습니다. 친구는 저 역시 임신한 것이 틀림없다고 확신했습니다. 사실 그녀는 저의 임신을 바라고 있었던 것 같아요. 저는 임신 자가 검사를 해보았고, 결과는 음성이었습니다. 안심이 되더군요. 저는 아직 준비가 안 되어 있었으니까요. 여러분은 아기를 가질 준비가 됐다고 느낀 적이 한 번이라도 있나요? 그때만 해도 저는 임신 반응 검사가 위음성을 보일 수 있다는 사실을 알지 못했습니다. 그 이후 두 차례 더 임신 반응 검사를 해 보았고 세 번째 검사에서 비로소 양성임을 확인할 수 있었습니다. 너무나 놀랐습니다. 당시 저는 이 지구상에서 절대로 임신을 할 것 같지 않은 사람 중 한 명이었으니까요. 대다수의 친구들 역시 그렇게 생각했고요. 저는 이 소식을 제대로 납득하려고 애쓰며 처음 몇 달간은 멍한 상태로 지냈습니다. 그러고 나서야 임신했다는 사실에 신이 나기 시작했습니다.

저는 처음부터 의료 개입 없는 출산을 원했습니다. 10대 시절 읽었던 이나 메이 개스킨Ina May Gaskin의 〈영적인 산파의 일Spiritual Midwifery〉이라는 책에서 나온 긴 머리의 벌거벗은 사람들이 있는, 꽤나 근사해 보이는 사진을 보았던 경험 때문이었습니다. 어머니가 브래들리 출산법의 강사였기 때문에 어린 시절 우리집에는 출산 관련 책들이 널려 있었습니다. 그래서 그런 호기심이 자연스럽게 생겨난 것 같습니다.

저는 조산원을 찾아서 출산 둘라를 고용했습니다. 그 둘라는 많은 아이를 낳아본 경험이 있었고, 그녀를 보면 다산의 여신이 떠올랐습니다. 또한 그녀에게는 평온한 기온이 느껴졌습니다.

임신 기간은 비교적 수월하게 흘러갔고 합병증도 없었습니다. 하지만 체중은 거의 34kg나 늘어났습니다. 임신했을 무렵에는 약간 저체중이었는데, 가장 친하게 지냈던 임신부 친구는 저에게 루트비어플로트 root beer float(루트비어를 바닐라 아이스크림 위에 부어 먹는 무알코올성 음료)를 먹이곤 했습니다. 임신한 친구가 있다는 것은 참 좋은 일입니다. 우리는 서로 임신과 출산 계획의 세세한 부분까지 의논하며 많은 시간 이야기를 나누었습니다. 서로 같은 조산사를 고용하고, 같은 조산원에 다녔습니다. 저는 그 친구보다 나흘 뒤에 그녀가 딸을 출산했던 바로 그 방에서 출산했습니다. 참으로 아주 멋진 우연이었습니다. 어쨌든 아찔했던 순간이 지나고 제 첫 출산은 그렇게 마무리됐습니다.

사실 임신 40주 1일이 됐을 때, 저는 피마자유를 이용해서 스스로 유도 분만을 하겠다고 결심했습니다. (여러분은 절대 따라하지 마세요!) 충동적인 결정이었고, 그냥 저절로 진통이 시작될 때까지 기다리지 못한 것을 곧 후회했습니다. 그날 저녁, 저는 피마자유가 전혀 효과가 없다고 생각하면서 잠자리에 들었습니다. 그리고 다음날 새벽 3시경, 2~3분 간격으로 지속되는 강한 자궁 수축을 느끼며 잠에서 깨어났습니다. 먼저 저는 조산사와 둘라에게 전화를 한 뒤 조산원으로 향했습니다. 조산원으로 가는 내내 저는 차창 밖으로 고개를 내밀고 토했습니다. 조산원에 도착했지만 남편과 저는 출입문을 찾을 수 없었습니다. 그 와중에 저는 인도에 엎드려서 무릎과 손바닥을 바닥에 댄 채로 진통을 했습니다. 꽤나 우스꽝스러운 광경이었음에 틀림없었겠지만 웃을 수가 없었지요. 정말 영원할 것만 같던 시간이 지난 뒤에야 겨우 우리는 출입문을 찾을 수 있었습니다.

의료진이 저의 상태를 확인해보니 자궁 경부는 겨우 4cm 열려 있었습니다. 조산사들은 조산원에 입원하기 전에 적어도 5~6cm 정도는 열려 있어야 한다고 말합니다. 아직 그만큼 진행되지 않은 상태였지만 환자 분류 구역에서 대기하는 동안, 저는 무릎을 꿇은 채로 끙끙 앓았습니다. 그런 제가 가여웠던 간호사들은 진통이 빨리 진행될 수도 있다면서 입원을 허락해주었죠. 의료진의 그런 조치가 정말 고마웠습니다. 저는 제 둘라가 도착하자마자 욕조로 뛰어들었습니다. 그녀는 침착하게 제 옆에 있어주었고, 그녀가 곁에 있어서 참 좋았습니다.

저는 진통하는 내내 끙끙 앓기도 하고, 큰 소리로 울부짖기도 했습니다. 아무도 제 몸에 손대지 못하게 했고, 좀체 통증을 주체할 수 없는 기분이었습니다. 진통은 잠시도 쉼 없이 이어졌습니다. 얼마 후 욕조에서 나와 곧바로 침대에 누웠습니다. 아래쪽으로 힘이 들어가는 느낌이 왔습니다. 의료진이 내진으로 확인해보니 자궁 경부는 완전 개대된 상태였습니다. 겨우 한 시간 만에 4cm에서 10cm까지 개대가 된 것이지요! 그곳에 있던 모두가 놀라고 말았습니다. 그리고 힘주기를 그다지 많이 하지도 않았는데 마치 건장한 미식축구 선수가 달려나오듯 아기가 쑥 나왔습니다. 아주 정신없이 빠르게 말이죠. 전 제 다리가 떨어져 나가는 줄 알았습니다. 아기가 너무 빨리 나온 나머지 탯줄도 저절로 끊어져버렸습니다. 나중에 확인해보니 탯줄이 너무 짧았기 때문이었습니다. 그 와중에 저는 다소 많은 출혈을 했고 의료진은 태반 잔류 조직이 남아 있는지 확인해야 했습니다. 이 과정은 정말 고통스러웠습니다.

출산이 너무 빨리 진행되어 걷잡을 수 없었던 것 같았습니다. 제 생각엔 아마도 피마자유 때문인 것 같습니다. 피마자유가 산도를 상당히 많이 매끄럽게 만들어주었던 것 같아요. 하지만, 어찌됐건 저는 원하던 자연 출산을 했습니다. 너무나 빨리 진행됐기 때문에 통증 처치를 요구할 겨를조차 없었습니다. 의료 개입 없이 출산하려는 저의 바람을 지지해준 조산원에서 출산할 수 있어서 참 다행이었다고 생각합니다. 이처럼 첫 출산은 인생에서 가장 고통스럽고 무서웠지만, 가장 아름다운 경험이기도 했습니다. 저는 미아의 작은 얼굴을, 그녀의 사랑스러운 눈을 처음 보았던 그 순간을 절대 잊을 수 없습니다.

입덧

임신한 여성의 80%가 입덧(임신성오심)을 경험합니다. 속이 메스껍고 구토를 하며 극심할 정도로 탈진하는 경우도 있습니다. 입덧을 영어로 '모닝시크니스morning sickness'라고 부르는 이유는 보통 아침에 증상이 심하고 시간이 지나면서 점차 좋아지기 때문입니다. 운이 좋지 않은 몇몇 사람들은 하루 종일 고통을 겪기도 합니다.

증상은 사람마다 다릅니다. 저는 개인적으로 거의 4개월이 될 때까지 매일 아침 (절대 술을 마시지 않았음에도) 심한 숙취에 시달리는 듯한 기분이었습니다. 왜 이런 일이 일어나는 걸까요? 의사들은 임신 1분기에 생기는 상당한 호르몬 변화에 우리 몸이 반응하는 것이라고 생각하지만 100% 확실하지는 않습니다. 속 울렁거림은 임신 4주 무렵에 시작해 대개 14주까지 지속됩니다. 임신 기간 내내 입덧을 겪는 사람도 있습니다. 여러분에게 이런 일이 일어나지 않길 기원하며 행운을 빕니다!

심한 입덧은 '과다임신구토(임신오조증hyperemesis gravidarum)'라고 불립니다. 증상이 너무 심해서 하루에도 몇 번씩 토하고, 탈수에 빠지기도 하며 체중이 늘기는커녕 줄어듭니다. 병원에 가서 진료를 받고 수액 치료를 받아야 할 수도 있습니다. 이렇게 심각한 임신오조증은 다태아를 임신했거나 과거에 편두통을 자주 앓고 멀미를 했던 경우 그 가능성이 더욱 커집니다. 저는 이 세 가지 모두에 다 해당했답니다. 쌍둥이를 임신했던 한 친구는 과다임신구토로 하루에 열다섯 번 이상 구토를 하면서 매우 고생을 했습니다. 그녀는 너무 탈수가 심해서 임신 기간 동안 세 번이나 입원 치료를 받아야 했어요.

그녀는 결국 말초삽입중심정맥관PICC을 통해 조프란Zofran이라는 강력한 항구토제를 투여 받아야만 했습니다. 그 친구는 임신 2분기까지 체중이 총 7kg 줄었습니다. 물론 이는 매우 심각한 경우였지만, 적어도 여러분 혼자만 그렇게 심한 입덧으로 고생하는 것은 아니라는 점을 알아두면 좋겠습니다.

이제 여러분의 입덧을 완화시키는 데 도움이 될 만한 몇 가지 방법을 소개하겠습니다. 여러분의 주치의에게 조언을 구해도 좋습니다.

조금씩 자주 먹는 것이 도움이 됩니다. 겨울나기를 대비하여 식량을 저장하는 다람쥐처럼, 저는 가방이나 주머니에 작은 간식들을 챙겨 넣고 다녔습니다. 또 침대 머리맡에 항상 아몬드 몇 알을 준비해 두었습니다. 아침이나 늦은 밤, 위장이 꼬이는 듯한 입덧 증상에 대비하기 위해서지요. 단백질 역시 많은 도움이 되는 것 같았습니다. 속이 심하게 울렁거릴 때에는 페퍼민트오일을 이용하기도 했습니다. 손목이나 관자

놀이에 그 오일을 문질러 바르면 위장을 달래는 데 정말 큰 도움이 됐습니다. 레몬오일도 효과가 좋다고 들었습니다. 여러분의 가정에 꼭 아로마 오일 디퓨저를 구비해두면 좋겠습니다. 저에게는 아로마 오일 디퓨저가 신의 한 수였답니다. 저는 레몬주스도 자주 마셨는데 신선한 레몬을 잘라 그 향을 맡는 것만으로도 울렁거리던 속이 진정되곤 했습니다. 몇몇 연구들은 비타민 B6 보충제도 효과가 있다고 보아 추천하기

입덧에 대해

신선한 뿌리를 갈아 만든 생강차를 천천히 마시면 입덧에 꽤 효과가 좋습니다. 차로 마시는 대신 생꿀에 생강가루를 섞어 만든 둥근 환도 좋습니다. 환은 작은 케이스에 넣어 가지고 다니기에도 편리합니다.

- 로빈 로즈 베넷Robin Rose Bennet, 작가, 자연주의자, 허벌리스트, 주술사, 그리고
'신비한 치유법Wisewoman Healing Ways' 설립자

입덧을 잘 이겨내려면, 아침에 일어나자마자 제일 먼저 이 신선한 생강차를 매일 마셔보세요.
2.5~5cm로 잘게 자른 신선한 생강 뿌리의 껍질을 벗기고 잘게 갈아주세요.
생꿀 한 큰 술 또는 갓 짜낸 레몬주스를 기호에 맞게 준비합니다.
두 컵(470ml)의 끓는 물에 생강을 넣고 뚜껑을 덮은 뒤 약 5분간 끓입니다. 체에 걸러낸 다음에 머그잔에 부어 꿀과 레몬을 타서 바로 마셔보세요.

- 미라클 마티Miracle Mattie, 나의 할머니, 허벌리스트, 마사지 테라피스트

도 합니다. 이런 것들이 왜 효과가 있는지 의사들도 확실히 알지는 못하지만, 도움이 된다는 것은 분명한 사실입니다.

제가 매일 15분씩 복부 심호흡을 하면서 했던 명상 또한 입덧을 진정시키는 데 큰 도움이 됐습니다. 저는 숨을 들이마시고 내쉬는 동안 복부의 움직임에 집중했습니다. 그리고 머릿속으로 항상 주문을 외웠습니다. "이것은 언젠가 끝난다.", "내 아기가 배 속에서 자라고 있다." 여러분은 두 생명체를 위해 호흡을 하는 겁니다. 제가 맡은 산모 중 한 명은 "이것은 아기가 자라기 위한 숙취일 뿐이다"라는 주문을 좋아했습니다. 이 같은 간단한 실천 덕분에 저는 임신할 때마다 내내 구토를 하며 힘들었지만 비교적 좋은 컨디션을 유지하며 잘 보낼 수 있었습니다.

겨울나기를 대비하여
식량을 저장하는 다람쥐처럼,
저는 가방이나 주머니에
작은 간식들을 챙겨 넣고 다녔습니다.

임신 중 해야 할 것, 하지 말아야 할 것

이제 막 임신을 한 여러분은 앞으로 무엇을 해야 할지, 그리고 무엇을 하지 말아야 할지 분명히 궁금할 겁니다.

저는 임산부들로부터 임신과 관련된 오만 가지 걱정을 듣습니다. 너무 걱정스러운 나머지 그들은 인터넷에서 과할 정도로 많은 정보를 찾아보고, 불필요한 스트레스와 두려움에 휩싸입니다. 물론 그중에는 충분히 걱정할 만한 내용도 있지만, 그렇지 않은 것도 있습니다. 여러분의 임신 여정을 시작하는 데 도움이 될 길잡이 몇 가지를 여기에 소개합니다.

"이렇게 하세요"

여러분 맘에 들면서 믿을 만한 의료진을 찾으세요.

네! 그렇습니다. 의료진을 신뢰하는 것만큼 그들을 좋아하는 것도 중요합니다. 의료진을 좋아하게 되면 임신, 출산과 관련해 문득문득 떠오르는 궁금증을 훨씬 편하게 물어볼 수 있습니다. 제발, 제발, 제발 여러분의 의료진을 좋아해 보세요!

긍정적이고 힘을 주는 사람을 여러분 주변에 두세요.

만약 여러분 인생에서 조금이라도 해가 될 만한 인간관계가 있다면, 지금이야말로 그 관계에서 한 발짝 떨어질 수 있는 좋은 기회입니다. 여러분과 여러분의 아이가 스트레스를 받을 필요는 없습니다. 여러분 주변을 사랑의 기운으로 채우세요.

여러분 스스로 정보를 찾아보세요.

여러분에게 어떤 선택권이 있는지 스스로 알지 못하면 어떤 것도 선택할 수 없게 됩니다. 출산 관련 다큐멘터리도 보고, 책도 읽고, 집 근처 출산 기관도 둘러보세요. 아는 것이 힘이잖아요. 여러분의 출산 여정에 길잡이가 되어 줄 둘라의 고용에 대해서도 생각해 보세요. 둘라는 출산 과정 동안 여러분을 돕도록 잘 훈련된 사람입니다. 둘라를 고용할 만한 경제적 여유가 없다면, 지역 내 둘라 교육 시설에 문의해 보세요. 적은 비용 혹은 무료로 도움을 줄 수 있는 둘라 교육생들이 있을 수도 있습니다.

이제 막 둘라가 된 사람들 중에서 경험을 쌓기 위해 둘라 서비스를 자원하는 이들도 있습니다. 저 역시 무료나 차등요금제로 이용할 수 있는 둘라 서비스 항목을 만들어 제공하고 있습니다. 둘라 서비스가 필요하다면, 도움을 받는 것이 당연하겠지요. (둘라와 관련된 더 많은 정보는 91쪽을 참고하세요.)

여러분의 직감을 믿으세요.

직감은 여러분의 훌륭한 안내자이며 절대로 잘못된 방향으로 이끌지 않습니다. 여러분 내면에 귀 기울이세요.

운동하세요.

여러분이 건강하며, 고위험 산모가 아니라면 당연히 운동해도 좋습니다. 여러분이 선택한 운동을 의료진과 검토해보고, 그 시기에 적합한 운동인지 꼭 확인해야 합니다. 임신 전부터 이미 숙련된 사람이 아니라면 지금은 물구나무서기나 줄타기 같은 곡예를 배울 때가 아니 듯 말입니다.

부부 관계를 하세요.

지금 당장 사랑을 나누세요. 의료진이 여러분에게 고위험 임신이라고 말하지 않는 이상, 임신 기간 내내 부부 관계는 안전합니다. 양막과 자궁 근육이 아기를 잘 보호해 줄 것입니다. 하지만, 가끔 부부 관계가 경미한 자궁 수축과 통증의 원인이 될 수도 있다는 점은 유념하세요. 그리고 부부 관계를 원하지 않거나 한껏 달아오르지 않는다고 해서 이상하게 생각하지는 마세요. 성욕이 완전히 사라질 수도 있습니다. 어떻게 느끼든지 여러분의 감정을 존중해야 합니다.

잘 챙겨 드세요.

여러분은 신성한 존재입니다. 최고의 음식을 제공하여 그에 맞게 대접해야 합니다. 여러분과 배 속의 아기는 그런 대우를 받을 자격이 있어요. 가능한 한 당류는 끊어야 합니다. 건강한 음식을 드세요. 진짜로 2인분을 먹어야 되는 것이 아닙니다. 물론 더 많은 열량이 필요합니다만, 겨우 몇백 칼로리 정도입니다. 하루에 300~500칼로리만 추가로 먹으면 됩니다. 저는 늘 80/20의 원칙을 지키려고 노력해왔습니다. 즉, 전체 섭취 음식 중 80%는 아주아주 좋은 것으로 먹습니다. 나머지 20%는 바닐라 아이스크림 샌드위치, 초콜릿, 알록달록 스프링클이 뿌려진 컵케이크를 마음껏 먹는 것이지요. 네, 맞아요. 저는 단것을 엄청 좋아한답니다.

실제로,
설탕은 코카인보다도 훨씬 더 중독성이 강합니다.

휴식을 취하세요.

여러분의 몸은 '정말이지' 인간을 품고 키우고 있는 중입니다. 그만큼 아주 중요한 일을 하고 있는 중이지요. 이 일은 신체적으로도 감정적으로도 매우 힘들답니다. 가능한 한 충분히 쉬세요. 잘 수 있다면, 잡시다!

물을 많이 드세요.

임신을 하면 평소보다 많은 양의 물이 필요합니다. 하루에 약

12~13컵(한 컵당 8온스, 또는 235ml)의 물을 섭취해야 합니다. 적절한 수분 섭취는 변비도 예방합니다. 저는 규칙적인 것을 좋아하기 때문에, 잊지 않고 물을 충분히 마시기가 그리 힘들지 않았습니다. 한 가지 더! 수분 섭취는 여러분의 피부도 좋게 해준답니다.

명상을 해보세요.

명상은 머릿속의 잡생각을 없애줍니다. 생각을 집중시키지 못하면 직감에도 귀를 기울일 수 없겠지요. 불안과 두려움은 내면의 목소리를 잘 듣지 못하게 만듭니다. 명상을 해보세요. 명료한 의사 결정을 내리는 데 도움이 됩니다. 그리고 여러분은 충만하게 채워진 마음가짐으로 임신 기간을 보낼 수 있습니다.

"이것만은 하지 마세요"

구글 박사님의 말에 너무 의존하지 마세요.

인터넷 검색이라는 늪에 빠지면, 여러분은 불필요한 불안과 잘못 진단된 상황에 놓일 뿐입니다.

자신의 끔찍했던 출산 이야기만 하는 친구들 곁에는 가지도 마세요.

도대체 왜 사람들이 그토록 여러분에게 겁을 주고 공포심을 조장하는지 모르겠어요. 하지만 부디 그런 이야기는 대부분 일반적인 것이 아니라는 사실을 아셨으면 좋겠습니다.

그들이 들려준 이야기 중 그 어떤 것도 저에게는 전혀 도움이 되지 않았습니다. 오히려 두려움과 불안감만 조장했습니다. 그들이 출산에 대한 끔찍한 이야기를 하려고 한다면 여러분이 아기를 다 낳은 뒤에나 하라고 단호히 말하세요.

공포에 떠밀린 상태에서는 어떤 결정도 해선 안 됩니다.

무엇을 선택할 수 있을지 미리 알아 두고, 근거 중심 의학을 하는 의료진을 만나세요(101쪽 참조). 의료진마다 출산에 대한 저마다의 원칙과 방법을 가지고 있습니다. 여러분은 소비자라고 할 수 있습니다. 그러니 어떤 것이 여러분에게 적합한지는 스스로 결정해야 합니다.

담배를 피우지 마세요.

흡연이 왜 아기에게 나쁜지 굳이 설명할 필요가 있을까요? 네, 흡연은 사산의 위험을 두 배로 증가시킵니다. 지금 흡연 중이라면 담배를 끊겠다고 의료진에게 확실하게 얘기하세요.

고양이의 배설물을 치우지 마세요.

어찌됐건, 여러분은 그 일로부터 해방될 자격이 있어요! 게다가 고양이 화장실을 치우다가 기생충에 감염된 고양이에게서 옮겨오는 톡소플라스마 질병에 걸릴 위험도 있습니다. 끔찍하죠? 아직 태어나지 않은 아기도 위험해질 수 있어요. 고양이 배설물을 대신 치워줄 사람이 없다면 꼭 보호용 장갑을 끼고 하세요.

카페인을 너무 많이 섭취하지 마세요.

하루 한 잔의 커피는 괜찮습니다. 그 이상은 마시지 마세요. 그래도 한 잔은 마셔도 된다니 얼마나 감사한지 몰라요. 두 번째 쌍둥이를 임신했을 때 저는 하루를 시작하는 에너지로 한 잔의 커피를 꼭 마셨답니다. 그렇지만 탄산음료는 안 됩니다. 탄산음료는 치아를 썩게 할 뿐만 아니라 몸에 좋지 않은 당분이 많이 들어 있습니다.

스트레스 받지 마세요.

그동안 여러분이 살아온 그 흐름대로 여러분은 출산하게 될 거예요. 임신 기간 동안 스트레스를 많이 받으면, 스트레스 가득한 출산으로 이어집니다. 많은 것을 포기해야 할 수도 있습니다. 그저 진행되는 일의 흐름에 모든 것을 맡기고, 그 과정을 믿으세요. 힘들고 어려운 상황에서도 한 줄기 빛은 있는 법이랍니다.

안전하지 않은 음식은 먹지 마세요.

살균 처리 되지 않은 우유와 치즈에는 대장균, 리스테리아균, 살모넬라균 등이 있을 수 있습니다. 미국 보건복지부에서 운영하는 사이트 푸드세이프티FoodSafety.gov에 따르면, 초밥은 세균이나 기생충에 감염될 잠재적인 위험이 있기 때문에 멀리하라고 권고하고 있습니다. 하지만 솔직히 고백하자면, 저는 임신 때마다 초밥을 먹었답니다. 물론 수은 중독의 위험이 있는 참치나 기름기 많은 생선은 피했습니다. 그리고 아주 고급 레스토랑에서만 사 먹었고, 고속도로 휴게소나 노점상 같은 곳에서 파는 것은 먹지 않았습니다. 제 아이들은 모두 별 문제가 없었습니다. 여러분의 의료진에게 임신 중 피해야 할 모든 음식의 목록을 받고, 그 목록 중 예외로 하고 싶은 음식이 있다면 의료진과 상의해야 합니다.

지나친 음주는 삼가세요.

미국산부인과의사회에서는 임신 기간 동안 단 한 방울의 술도 마시지 말라고 권고합니다. 미국은 본래 문화적으로 놀고 즐기기를 너무나 좋아하는 나라입니다. 그렇기에 미국 의사들은 임신 기간 단 한 방울의 술도 허용하지 않는 것 같습니다. 덜 보수적인 산과 의사나 조산사는 가끔씩 즐기는 소량의 와인 한 잔 정도는 태아에게 해가 되지 않는다고 말하기도 합니다.

최근 영국에서 이 사실을 뒷받침하는 논문 몇 편이 발표되기도 했습니다. 하지만 저는 지금까지 살면서 작은 와인 한 잔으로 만족했던 적이 없었습니다. 몇 모금의 와인이 어느새 한 잔으로, 또 금세 두 잔으로 이어지곤 했습니다. 그래서 임신 중에는 아예 술을 마시지 않기로 했습니다. 적어도 진탕 마시기를 중단한다고 해서 아이에게 무슨 해가 되지는 않을 테니까요.

출산 교실에 빠지지 말고 참석하세요.

어떤 사람들은 출산 교실에 다니지 않겠다고 주장하지만, 저는 이 의견에 적극 반대합니다. 출산 교실에 참여하는 것은 어마어마한 가치가 있습니다. 출산 과정에서 벌어질 수 있는 일에 대해 알게 됨으로써, 여러분은 모든 가능성에 대비할 수 있습니다. 또한 여러분이 출산하게 될지역이나 병원에서 출산과 관련해 어떤 선택을 할 수 있는지도 알게 됩니다. 단체로 모여 교육받는 것이 싫다면 개인 클래스나 온라인 강좌도 고려해 보세요. 여러분의 출산 철학을 지지해 줄 수 있는 곳을 찾아보세요.

영양과 영양 보충제

지금 여러분이 먹는 음식은 여러분의 몸을 위한 연료입니다. 그리고 임신 기간 동안은 몸속 저장소에 최고급 연료를 채워야 합니다. 소화된 영양분은 탯줄을 통해 아기의 혈액으로 흘러들어갑니다. 대부분의 사람들은 영양분이 부족한 상태에서 임신을 합니다. 그렇기 때문에 의료진은 부족한 영양분을 채워줄 임신부 영양제를 권합니다. 저는 그런 영양제 중에 가공되지 않은 식품의 추출물을 농축시켜 만든 천연식품 영양제whole food supplement가 위에 가장 좋다는 사실을 알게 됐습니다. 위장 장애를 일으킬 수 있는 영양소인 철분과 엽산이 소량만 들어 있기 때문입니다. 입덧이 심하다면 특히 이 천연식품 영양제가 좋겠지요. 저는 일반적인 임신부용 멀티비타민을 먹었더니 변비가 잘 생겨서 천연식품 영양제로 바꾸었습니다. 단점이라면 일반 멀티비타민보다 훨씬 더 비싸다는 점입니다. 돈은 더 들었지만 그래도 충분히 가치 있는 선택이라고 생각합니다.

임신부에게 추천하는 또 다른 영양 보충제는 철분입니다. 철분은 혈액과 적혈구를 만들어내고, 혈액 안에서 산소를 운반하는 데 매우 중요한 역할을 합니다. 혈액량은 임신 기간 동안 거의 50% 가까이 불어나기 때문에 철분은 매우 중요한 영양소입니다. 빈혈, 특히 철 결핍성 빈혈은 여러분 몸에 충분한 양의 산소를 운반해 줄 적혈구의 양이 부족한 상태로서, 극심한 피로감이나 기운 부족을 느끼게 됩니다.

비타민 B12와 엽산이 부족할 때도 빈혈이 생길 수 있습니다. 빈혈이 있는 산모는 조산의 위험성이 더 크다고 하며, 산후 출혈에도 더 취약합니다. 저는 두 차례의 쌍둥이 임신 모두 약간의 빈혈을 겪었는데, 쌍둥이를 임신하면 빈혈이 생길 가능성이 더 높다는 사실을 나중에야 알게 됐습니다. 위장에 부담을 덜 주는 액상형 철분 제제, 특히 변비를 덜 유발하는 제품을 찾아 복용해보세요. 철분제를 비롯해 모든 임신부 영양제를 선택할 때도 의료진과 잘 상의하시기 바랍니다.

다음으로, 진짜 음식을 먹어야 합니다! 가공식품이 여러분과 배 속에서 자라고 있는 여러분의 아기에게 좋지 않다는 것쯤은 식품영양학자를 찾아가지 않아도 모두 알고 있을 겁니다. 가공식품과 패스트푸드에는 유전자 조작 곡물과 유전자 변형 성분이 첨가되어 있을 수 있습니다. 이들의 부정적 효과에 대해서는 아직 잘 알려지지 않았기 때문에 최대한 멀리해야 합니다.

가능하면 유기농 식품과 지역 농산품을 먹도록 하세요. 물론 비용이 꽤 많이 들겠지만 그래도 최대한 좋은 것으로 챙겨 먹어야 합니다. 저는 임신 기간 동안 매주 지역 농수산물 시장에 들러 제가 좋아하는 녹색 잎채소를 사서 쌓아 두곤 했습니다.

그린 스무디

재료 : 시금치 한 움큼

아몬드 우유 한 컵(235ml), 믹서기에 갈 때 필요 시 조금 더 추가

아몬드 버터 한 큰술(16g)

바나나 한 개

모든 재료를 믹서기에 넣고 빠른 속도로 섞되, 필요할 경우 아몬드 우유를 조금 더 넣어서 원하는 농도를 맞추세요. 조리한 즉시 먹습니다.

세계보건기구WHO에 따르면, 임신 중에는 다양한 식품군, 특히 많은 양의 녹색과 붉은 계열 채소, 육류, 생선, 콩, 견과류, 살균된 유제품과 과일 등으로 구성된 건강한 식단을 통해 적절한 양의 단백질, 비타민, 무기질을 섭취하는 것이 좋습니다.

아마도 여러분 모두 '정제된 설탕은 독'이라는 말을 들어 보셨을 겁니다. 정말 그렇습니다. 설탕 섭취를 최대한 멀리할수록 임신성 당뇨를 비롯한 기타 임신 관련 합병증의 위험을 줄일 수 있습니다. 너무 걱정하지 마세요. 과일은 과하게만 먹지 않는다면 괜찮습니다. 생과일에는 아주 적은 양의 과당이 들어 있을 뿐이고, 위험성보다는 이점이 훨씬 더 많습니다.

임신과 슈퍼 푸드

임신 중에 슈퍼 푸드 몇 가지를 식단에 포함한다면, 여러분과 아기 모두 충분한 양의 영양소를 섭취할 수 있습니다.

아보카도에는 영양분과 건강한 지방이 가득 채워져 있습니다. 저는 아침 식사로 아보카도를 반으로 잘라 숟가락으로 떠먹었답니다. 정말 쉽잖아요. 아보카도에는 칼륨도 많이 들어 있는데, 특히 한밤중에 다리에 쥐가 나는 것을 예방할 수도 있습니다.

제 산모 중에는 매일 아침 식사로 먹을 만큼 과카몰리(아보카도를 으깨 만든 멕시코 요리)에 빠져 있던 분이 있었습니다. 정말이지, 홈메이드 과카몰리처럼 영양도 뛰어나고 맛도 좋은 음식은 찾기 어려울 것입니다. 또한 몸에 좋은 지방도 풍부합니다.

2011년 〈산부인과학회지Journal of Obstetrics and Gynaecology〉에 실린 연구 논문에 따르면, 대추야자가 양막을 튼튼하게 유지시켜서 조기 양막 파수를 예방하고 자연 진통이 잘 오게 하며, 전체 진통 시간을 줄여 준다고 합니다. 이 논문에는 예정일 4주 전부터 하루에 대추야자를 여섯 알씩 먹도록 권하고 있습니다. 하지만 대추야자에는 여러분이 생각하는 것보다 훨씬 많은 양의 당분이 들어 있기 때문에 저는 여섯 알이 아니라 두세 알 정도만 권하고 싶습니다. 대추야자를 생것으로 먹거나 스무디에 넣어 갈아 먹을 수도 있는데, 적당량을 먹는 것이 좋습니다. 대추야자가 좋은 음식이긴 하지만, 당분이 많이 들어 있기 때문에 과하게 먹지 않도록 조심하세요.

소울 푸드로 즐기는 힐링 바스

- 데보라 하네캄프Deborah Hanekamp, 엄마 치유사Mama Medicine로도 알려짐,
아마존 샤먼에서 시작된 치유 예술의 예언가, 기 수련가, 요가 수련가

몸과 마음과 정신에 영양분이 필요할 때, 저는 빌리 홀리데이Billie Holiday의 음악을 틀어놓고 쐐기풀차를 마시면서 다음과 같은 방법으로 목욕을 합니다.

재료
- 소금 한 컵(270g)
- 사과식초 한 큰술(15ml)
- 스윗오렌지 에센셜 오일 몇 방울
- 초 한 개(저는 무향 무색 양초를 사용합니다)
- 계피 스틱 한 개
- 자수정과 까만 전기석 원석
- 카렌둘라 반 티스푼, 쐐기풀 반 티스푼, 그리고 김 가루 한 꼬집을 넣어 우려낸 차 한 잔
- 하피즈Hafiz의 〈선물The Gift〉 같은 이완과 힐링에 도움을 줄 수 있는 책 한 권

목욕 순서
- 욕조에 따뜻한 물을 채우고, 소금, 식초, 스윗오렌지 에센셜 오일을 넣습니다.

- 촛불을 켜세요.
- 촛불을 바라보며 계피 스틱의 향을 맡고, 자신을 축복하세요.
- 욕조에 들어가서 머리까지 물에 푹 담급니다.
- 건강과 안녕으로 가득 찬 감정이 깃들어 있는 기도를 물속에 불어넣으세요.
- 자수정을 손에 들고 여러분의 제3의 눈으로, 심장으로, 그리고 여러분의 몸속 어디든, 회복 에너지가 필요한 곳에서 자수정의 기운을 느껴보세요.
- 나디쇼다나Nadi Shodhana* 호흡을 따라합니다.
- 차를 마시고, 책을 읽습니다.
- 이제 목욕을 끝낼 준비가 됐다면, 감사하는 마음으로 손을 가슴에 얹습니다.

*나디쇼다나는 양쪽 콧구멍으로 번갈아가며 숨을 쉬는 호흡법입니다. 산스크리트어로 나디는 '흐름'을 말하고, 쇼다나는 '정화'를 의미합니다. 나디쇼다나 호흡은 여러분의 신체와 정신의 통로를 맑게 합니다. 왼쪽 콧구멍으로 들이마시는 숨에 집중하고 오른쪽 콧구멍으로는 숨을 내쉬는 것에 집중합니다. 그런 다음, 왼쪽 콧구멍으로 들이마시고 오른쪽 콧구멍으로 내쉬기를 합니다. 여러 번 반복하세요.

임신 기간 내내 저는 녹색 잎채소와 함께 했다고 해도 과언이 아닐 겁니다. 아이스크림을 좋아한 만큼이나 기름에 재빨리 볶은 시금치나 케일 샐러드도 좋아했습니다. 믿기 어려운가요? 시금치 스무디는 제가 최고로 좋아하는 음식이랍니다. 막내를 임신했을 때에는 매일 아침 만들어 먹었어요. 녹색 잎채소는 엽산과 섬유소도 풍부합니다. 일거양득

단백질에 대해

단 음식이 유난히 당긴다면, 그것은 바로 단백질이 더 필요하다는 신호입니다. 저도 진작 이 사실을 알았더라면 좋았을 텐데요. 왜냐하면 임신 기간 내내 심각할 정도로 단 음식이 먹고 싶었으니까요. 저는 땅콩버터, 콩, 렌틸콩, 견과류, 채소 등으로 많은 양의 단백질을 섭취하긴 했지만 채식주의자를 위한 초콜릿과 케이크도 굉장히 많이 먹었습니다. 맛과 영양을 한 번에 잡은 검은콩 브라우니나 바나나-땅콩버터 스무디를 만들어서 달콤한 단백질을 보충해 보세요.

- 제시카 프레스콧Jessica Prescott, 〈완전한 채식의 이로움Vegan Goodness〉의 저자,
'홀리 굿니스Wholy Goodness' 블로그 운영자

철분 섭취에 대해

제가 임신 중에 헷갈렸던 것 중 하나가 과연 하루 중 언제 철분제를 먹느냐 하는 문제였습니다. 일반적으로 빈속에 먹으라고 합니다. 식사 두 시간 전에요. 음, 그런데 임신 중에는 조금씩 자주 먹게 되잖아요. 그래서 저는 잠들기 바로 직전에 먹거나, 자다가 화장실 가려고 깼을 때 먹었답니다.

- 제시카 프레스콧, 〈완전한 채식의 이로움〉의 저자, '홀리 굿니스' 블로그 운영자

인 셈입니다.

처음 임신했을 때부터 지금까지 제가 꼭 챙겨 먹으려 노력하는 것 가운데 김치와 사우어크라우트(양배추를 소금에 절여 발효시킨 독일식 김치)가 있습니다. 발효 식품에는 '몸에 좋은' 박테리아인 유산균이 많이 함유돼 있는데, 유산균은 위장을 튼튼하게 해주고 여러분과 아기의 면역력을 강화시켜 줍니다.

80/20 법칙을 잊지 마세요. 대부분의 시간 동안 건강한 음식을 잘 먹고 있다면 아이스크림 같은 음식을 한 번쯤 먹어도 된답니다. 죄책감 느끼지 마시고요!

물 많이 마시기

물을 마시세요. 또 마시세요. 그리고 또 마시세요. 아주 번쩍거리는 네온 색의 물병을 장만하세요. 그러면 그 물병을 볼 때마다 '저를 마셔주세요'라는 소리가 들리는 듯할 겁니다. 눈이 따가울 만큼 특이하고 밝은 색상의 물병을 집에 둔다면 잊지 않고 물을 챙겨 마실 수 있다고 생각해요.

임신 기간 동안의 탈수는 체온 상승을 야기하기도 합니다. 임신 중에 계속 덥다고 말하는 사람은 대부분 이런 이유 때문입니다. 탈수가 온 거죠. 반면 수분을 충분히 섭취하는 이들은 치질도 잘 안 생기고, 두통, 구토, 변비, 피로도 덜하답니다.

임신 후반기의 탈수는 조기 진통으로 이어질 수 있다는 점도 알아두어야 합니다. 몸에 수분이 부족하면 혈액량이 줄어들게 되고, 자궁 수축을 유발하는 옥시토신의 농도가 증가하게 됩니다. 소변 색깔이 짙은 노란색이 아니라 맑게 나오는지 잘 확인해 보세요.

수분 섭취에 대해

입이 심심할 때마다 먼저 물 한 잔을 마셔 보세요. 여러분의 몸이 물이 필요하다고 보내는 신호를 무엇인가 먹고 싶은 신호로 잘못 인지했음을, 그리고 그런 일이 얼마나 자주 일어나는 일인지를 알게 된다면 깜짝 놀랄 거예요.

- 제시카 프레스콧, 〈완전한 채식의 이로움〉의 저자, '홀리 굿니스' 블로그 운영자

진짜 음식을 먹어야 합니다!
가공식품은 여러분과 배 속에서 자라고 있는
여러분의 아기에게 좋지 않습니다.

우리 신체의 변화

빠르게 변해가는 여러분의 몸을 받아들이는 것은 매우 힘들 수 있습니다. 저 역시 임신 중에 일어난 제 몸의 수많은 변화를 보며 "이게 정상일까?"라는 의문이 끊이지 않았습니다. 요즘 우리는 외모지상주의 시대에 살고 있기 때문에, 임신 중에 발생하는 신체의 당연한 변화에 대해서는 관심조차 없습니다. 저는 여러분이 새 생명을 잉태하면서 생기는 여러 가지 변화를 축복하고 받아들일 수 있도록 '긍정적 신체 인식 문화body-positive culture'를 만드는 데 관심을 가져 주시면 좋겠습니다.

만약 이런 변화를 축하하기가 탐탁하지 않다면 – 신체의 변화를 받아들이는 일은 힘들고 고통스럽기 때문에 축하하지 않는다고 해서 여러분을 비난할 사람은 없습니다 – 적어도 이번 장을 통해 여러분이 우리 몸의 변화에 대해 제대로 알고 대비하는 데 도움이 되기를 바랍니다.

튼살(임신선)

어디서든지 튼살 크림 광고를 자주 볼 수 있습니다. 며칠 전에는 TV에서 유명 연예인이 선전하는 튼살 크림 광고를 봤어요. 이러한 광고를 많이 접하다 보니, 우리는 무슨 수를 써서라도 튼살을 예방해야 할 것 같은 착각에 빠집니다.

그런데, 왜 그래야 하는 거죠? 저도 가슴, 엉덩이, 허벅지, 배에 튼살 자국이 있습니다. 하지만 이 튼살들은 내 몸이 지닌 능력을 입증하는 증표입니다. 저는 엄마의 용맹함을 보여주는 표식인 호랑이 줄무늬 튼살이 얼마나 자랑스러운지 몰라요. 믿거나 말거나, 저는 그 무늬를 사랑한답니다.

자, 제 이야기를 들어보세요. 튼살은 생길 수도, 안 생길 수도 있는데, 그건 유전이에요. 일단 한 번 튼살이 생기고 나면 없애거나 감쪽같이 깔끔하게 해 줄 마법의 연고는 없습니다. 마법 크림을 사는 데 돈을 낭비하는 대신 차라리 코코넛오일을 사서 써보라고 권하고 싶어요. 코코넛오일은 영양분도 풍부하고, 피부를 촉촉하게 유지해주며, 진정 효과도 있고, 늘어나는 피부도 보호해 줍니다. 구석구석 바르세요. 매일 밤 잠들기 전, 몸 여기저기에 코코넛오일을 발라보세요.

제가 돌본 산모들 중 특히 쌍둥이를 임신한 사람들은 거의 살이 트곤 했지요. 저는 늘 그들의 몸이 한 명이 아닌 두 명의 아기를 충분히 품기 위해 늘어나고 있다는 사실을 상기시켜주곤 한답니다. 정말 놀라운 능력이죠.

피어싱과 튼살

만약 배꼽에 피어싱을 하고 있거나 했던 적이 있다면, 그 부위에 튼살이 생길 가능성이 매우 높습니다. 피어싱을 한 주변 피부는 자극에 더 취약하고 감염이 되기도 쉽습니다. 위생적으로 관리한다 하더라도 불편해질 수도 있습니다.

정맥류

셀룰라이트와 튼살, 그리고 정맥류. 이럴 수가! 왜 아무도 외음부에 정맥류가 생길 수 있다는 사실을 저에게 알려주지 않았을까요? 쌍둥이를 임신했던 두 번째 임신 때, 제 몸은 마치 속옷 한쪽에 트윙키Twinkie (노란 크림이 들어 있는 미국의 케이크류 과자) 하나를 숨겨 놓은 것 같았습니다.

임신 중에는 자궁이 커지면서 하대정맥(특히 우측 하지로 지나가는 큰 정맥)에 압박이 가해지는데, 그로 인해 다리와 골반 쪽 혈관의 압력이 증가하면서 그 부위 전체에 정맥 혈관이 늘어나는 정맥류가 생길 수 있습니다. 운동과 좋은 영양 섭취로 정맥류를 예방할 수 있지만, 유전도 한몫할 수 있습니다. 저도 친정어머니에게 물려받았으니까요!

정맥류가 항상 통증을 유발하지는 않지만 제 대음순 부위에 있던 것은 확실히 아팠습니다. 압박 스타킹 덕분에 겨우 버텼습니다. 고마워 스팽스Spanx(보정 속옷 브랜드)! 저는 여러분이 외음부 정맥류로 고생하는 일이 없었으면 좋겠고, 혹시 정맥류가 생기더라도 혼자만 그런 것은 아니라는 사실을 알아주었으면 좋겠습니다. 제 산모들 중 많은 분들이 규칙적인 산전 요가 덕분에 정맥류가 완화됐다고 말했습니다. 산전 요가는 임신 중에 할 수 있는 아주 좋은 운동입니다. 여러모로 좋은 점이 많습니다.

다음은 거미혈관종입니다. 거미혈관종은 작고 가늘며, 푸른색 또는 붉은색의 얇은 혈관들이 피부에 보이는 증상을 말합니다. 햇살이나 거미줄처럼 보이기도 합니다.

이런 성가신 혈관들은 첫 번째 임신 때보다 그다음 임신에서 더 자주 생기고, 더욱 악화되곤 합니다. 거미혈관종은 주로 다리나 얼굴에 생기는데, 통증보다는 보기 흉한 게 더 문제입니다.

어떤 때는 가렵기도 하고, 심지어 통증이 느껴질 수도 있습니다. 다행히도 거미혈관종은 일시적이며 출산 이후에는 없어지는 경우가 많으니 그리 걱정하지 않아도 됩니다. 제 할머니께서 알려준 우리 집안의 거미

하지 정맥류에 대해

포도 잎이나 쐐기풀 잎을 우려낸 차를 이용해 혈액 순환을 증가시킵니다. 끓는 물 1L에 찻잎 한 컵(70g)을 넣고 공기가 들어가지 못하도록 뚜껑을 꼭 닫은 채로 8시간 정도 푹 우려냅니다. 우려낸 물에 찻잎을 꼭 짜내서 효능을 극대화하고, 우려낸 잎은 거름으로 씁니다. 우려낸 차를 냉장 보관한 뒤 데워서 사용해도 좋고, 스테인리스 보온병에 보관해도 좋습니다. 또한, 수건을 이 찻물에 적셔 다리를 닦는 데 사용해도 좋습니다.

- 로빈 로즈 베넷, 작가, 자연주의자, 허벌리스트, 주술사, 그리고 '신비한 치유법' 설립자

혈관종 치료법이 있습니다. 바로 하마메리스witch hazel(서양에서 쓰이는 상처 치유용 용액)를 탈지면에 묻혀서 그것이 없어질 때까지 하루에 몇 번씩 문질러 주는 방법입니다. 수렴 작용을 하는 제품들은 정맥류에 도움을 줄 수 있습니다. 거미혈관종을 예방하려면 너무 오래 서 있지 말고, 다리를 수시로 올려주며, 앉아 있는 동안에는 다리를 꼬지 않도록 주의합니다.

여드름

임신을 하면서 반짝반짝 윤이 날 정도로 좋아졌던 피부에 때때로 여드름이 나기도 합니다. 주로 프로게스테론 호르몬의 폭발적인 분비 때문이지만, 한편으로는 아이스크림의 영향도 있답니다. 임신을 하면 몸 안에 수분이 저류, 즉 비정상적으로 축적되면서 그 안에 온갖 독성 물질들이 빠져나가지 못하고 남아 뾰루지로 나타나기도 합니다. 이 뾰루지는 얼굴에만 생기는 것이 아닙니다. 엉덩이 전체에 여드름이 나는 경우도 있답니다. 웃기죠? 물을 많이 드시라고 말씀드리고 싶어요. 그리고 일단 뾰루지가 났다면, 깨끗한 피부를 위해 아이스크림도 끊는 편이 좋습니다.

여드름 치료제나 평상시에 쓰던 세안제도 사용하지 않는 편이 좋습니다. 수많은 미용 제품에는 여러분이 임신 중에는 절대로 흡수를 원치 않을 여러 가지 첨가물이 들어 있습니다.

환경 단체 EWG(Environmental Working Group)의 웹 사이트에서 화학 물

질이 첨가되지 않은 피부 세안제를 찾아보세요. 이 단체는 재료 성분에 따라 제품의 등급을 매기는 곳으로 잘 알려져 있습니다. 또한 특정 첨가물이 건강에 어떤 악영향을 미치는지에 대해서도 알려줍니다. 여러분이 사용하고 싶은 제품의 첨가물에 대해서 잘 모르겠다면 항상 의료진과 상의해 보시기 바랍니다.

제 산모 중에는 아들을 임신하면 알레르기 반응이 생긴다고 주장하는 사람도 있었습니다. 첫아기였던 딸을 임신했을 때 그녀의 피부는 환하게 빛나고 윤기가 흘렀습니다. 두 번째 임신은 아들이었는데, 임신 기간 중 그녀의 피부는 마치 10대처럼 여드름으로 울긋불긋 엉망이었답니다. 물론 그녀의 주장을 뒷받침할 만한 과학적 근거는 없지만, 그 산모는 그렇게 확실히 믿고 있었습니다.

변비

오, 똥! 우리는 변비의 원인으로 역시 임신 호르몬을 탓할 수 있습니다. 왜냐하면 임신 호르몬은 장을 이완시키고 장의 활동을 저하시키기 때문입니다. 점점 커지는 자궁 또한 너무나 많은 공간을 차지하게 되면서, 장이 제대로 일을 할 수 있도록 공간을 내주지 않습니다. 이런 장이 열심히 움직이도록 하기 위해서는 물을 마시고, 또 마시고, 또 마셔야 하며, 섬유소가 풍부한 음식을 먹어야 합니다. 저는 임신 중에 시금치와 수박을 자주 먹었는데, 많이 먹으면 먹을수록 배변을 더 많이 했답니다. 수박주스는 저에게 최고의 변비 치료제였습니다.

변비에 대해

유근피(느릅나무 뿌리의 껍질) 분말을 여러분의 주방 '약국' 잘 보이는 곳에 비치해 둡니다. 제가 가장 선호하는 변비 해결 방법을 소개할게요. 먼저, 붉은(노란색 혹은 초록색도 괜찮습니다) 사과를 되도록이면 유기농으로 준비하여 껍질을 벗기고 자릅니다. 사과가 겨우 잠길 정도의 물을 부어 부드러워질 때까지 15~20분간 끓입니다. 여기에 유근피 분말 한 티스푼과 기호에 따라 계핏가루를 넣어 잘 저어줍니다. 추가로, 플레인 요구르트에 유근피 분말을 한 스푼씩 넣어 매일 먹는 것도 훌륭한 변비 예방법입니다.

- 로빈 로즈 베넷, 작가, 자연주의자, 허벌리스트, 주술사, 그리고 '신비한 치유법' 설립자

변비 완화를 위해

변비! 변비는 임신과 관련한 놀랍기도 하고 재밌기도 한 증상 중 하나입니다. 꾸준하고 편안한 요가 수행은 신체의 모든 부분을 규칙적이고 균형 잡힌 상태로 유지할 수 있도록 도와주는 좋은 방법입니다. 먼저 마음을 열고, 몸에 이완하라는 신호를 보내줍니다. 서 있거나 균형 잡기 자세에서 조금씩 자세를 변경하는 것만으로도 에너지를 충전할 수 있습니다. 앞으로 또는 옆으로 몸을 숙일 때 긴장을 풀면서, 잠시 멈추고 크게 심호흡을 하세요.

- 타라 스타일스Tara Stiles, 요가 강사, 스트랄라 요가Strala Yoga 설립자

치열

변비는 종종 치열을 동반합니다. 치열은 항문 주위의 살이 결을 따라 열상이 생기거나 갈라지는 것을 말합니다. 솔직히 말해서 저는 아무런

통증 처치 없이 아기를 질 밖으로 밀어내는 것보다 이 치열의 통증이 훨씬 더 크고 아팠다고 생각합니다. 아직 이 단계까지는 오지 않았다구요? 대변을 보기 직전에 코코넛오일 한두 큰술(15~30ml)을 따뜻한 물에 섞어서 좌욕을 하면 그 끔찍한 치열의 고통을 조금은 완화시킬 수 있습니다. 그러나 바라건대, 그다지 겪고 싶지 않은 이 임신의 부작용이 여러분에게는 일어나지 않도록 행운을 빌어봅니다.

치핵

임신으로 인해 생긴 변비는 치핵으로 이어질 수도 있습니다. 치질로도 알려진 치핵은 항문과 직장 부위에 있는 정맥 혈관이 붓고 염증이 생기는 것을 말합니다. 출혈이 일어날 수 있고, 가렵기도 하며 엉덩이 전체에 통증을 유발하기도 합니다. 운이 좋아서 임신 기간에는 치핵을 피했다 하더라도, 아기를 낳는 과정에서 힘주기를 하다가 생기는 경우도 있습니다.

어떤 이에게는 그저 약간 불편한 정도일 수 있지만, 저 같은 경우는 마치 깨진 유리 조각 위에 앉아 있는 것처럼 통증이 심했습니다. 사과식초나 하마메리스를 사용해 살살 문질러 주는 민간요법이 도움이 됐습니다. 제 산모들 중 상당수가 저에게 자신의 치핵에 대해 이야기할 때 목소리를 낮추며, 부끄러워하곤 했습니다. 저는 그들에게 얼마나 많은 사람이 치핵으로 고생하는지, 그리고 오히려 치핵이 없다고 말하는 산모들을 보면 놀라울 정도라고 말해줍니다.

치핵에 대해

치핵은 항문에 생긴 정맥류입니다. 물을 많이 마시세요. 벽에 다리를 올려놓으세요. 포도 잎차를 마시고 쐐기풀 우린 물을 드세요. 베리류 – 블루베리, 라스베리, 딸기 등을 조리해서 반 컵(120g) 정도 매일 먹습니다. 얼린 것도 괜찮습니다. 질경이, 하마메리스, 서양톱풀(국화과의 일종) 오일이나 연고, 혹은 이들을 섞어 발라도 좋습니다. 약국에서 파는 하마메리스 제품도 효과가 있지만, 천연만큼의 진정 효과는 없습니다.

- 로빈 로즈 베넷, 작가, 자연주의자, 허벌리스트, 주술사, 그리고 '신비한 치유법' 설립자

치핵 완화를 위해

사과식초를 탈지면에 묻혀서 외치핵에 하루에 몇 차례씩 발라줍니다. 내치핵이 있다면, 사과식초를 한 티스푼(15ml)씩 하루 두세 번 먹습니다. 화장실을 이용할 때마다 물과 하마메리스를 같은 비율로 섞어서 회음부 세척을 해도 좋습니다. 특히 이 방법은 질식 분만 이후에 상처가 아무는 데에도 많은 도움이 됩니다.

- 미라클 마티, 나의 할머니, 허벌리스트, 마사지 테라피스트

체중 증가

사람마다 임신 중 증가하는 체중은 다릅니다. 저는 쌍둥이를 임신했을 때보다도 첫 임신 때 체중이 더 많이 늘었습니다. 이상하지 않나요? 모든 임신은 저마다 다른데도 사람들은 임신부에게 배가 너무 커졌다거나 혹은 너무 작다는 말을 계속 해댑니다. 여러분의 배 크기에 대해

서 부탁하지도 않은 감상평을 계속 해대는 사람들은 그냥 무시해 버리세요. 그게 저의 조언입니다. 적절한 의견을 줄 수 있는 유일한 사람은 바로 여러분의 의료진입니다. 그러므로 임신 기간 동안 건강하게 체중이 늘 수 있도록 그들의 안내에 따라야 합니다. 믿기지 않겠지만, 저는 굴곡이 뚜렷했던 임신 당시의 몸매가 그립고, 가끔 임신한 사람을 볼 때면 남산만큼 부른 배가 정말 부럽기도 합니다. 제 산모이자 아주 친했던 한 친구는 첫 임신 때 거의 체중이 늘지 않았습니다. 의료진을 포함해 모든 이들이 매우 걱정을 했답니다. 아기가 잘 자라고 있는지 확인하려고 초음파 검사도 여러 번 해야 했어요. 하지만 그녀는 3.4kg의 건강한 아기를 아주 잘 낳았습니다. 우리 몸이 아기를 임신하고 낳는 방식도 모두 제각각입니다.

곧 부모가 될 트랜스젠더 커플에게 드리는 조언

사람들의 눈에는 임신한 여러분의 모습이 여성스럽게 보이겠지만, 스스로는 트랜스남성(출생 시 여성으로 지정됐으나 스스로 남성으로 인식하는 사람), 젠더퀴어(남성과 여성 둘로만 분류하는 기존의 이분법적 성별 구분을 벗어난 제3의 성), 혹은 여성성이 없는 여성으로 인식하고 있다면 어떻게 될까요?

트랜스젠더 신분으로 임신을 했을 경우 가슴이 커지고 배가 불러오는 등 변해가는 자신의 모습을 보면서 여러 가지 복잡한 감정이 들 겁니다. 그러나 부디 이러한 변화는 일시적이라는 사실을 잊지 마세요. 그리고 이런 변화는 여러분이 아기를 만나기 위해 거쳐야 할 여정의 한 부분임을 기억하십시오.

트랜스남성이 임신한 경우, 그들의 임신에 대해서 충분히 인식하고 지지하며 적절한 조언을 해줄 만한 의료진을 찾기가 굉장히 어려울 수 있습니다. 자신에게 너그러워지세요. 여러분은 아주 잘 하고 있는 중입니다. 또 참고로, 여러분은 어떤 이름으로도 불릴 수 있습니다. 엄마, 아빠, 임신부, 또는 임신 중인 부모로도 말이죠.

저는 엄마의 용맹함을 보여주는 표식인
호랑이 줄무늬 튼살이 얼마나 자랑스러운지 몰라요.
믿거나 말거나,
저는 그 무늬를 사랑한답니다.

임신 중 불안감 줄이기

어떤 이들에게 임신은 참으로 아름답고 긍정적인 경험입니다. 하지만 어떤 이들에게는 주체할 수 없을 만큼 불안한 일이기도 합니다. 최근 미국에서는 여성이 자연스럽게 아기를 낳는 것에 대해 의심과 두려움을 조장하는 경향이 있으며, 이로 인해 이러한 불안은 더 심해지고 있습니다. 우리는 임신과 출산 과정에서 생길 수 있는 문제 상황에 대해서 매일매일 듣고 있습니다. 저는 그런 이야기에 초점을 맞추지 않겠습니다. 대신 좋은 결과를 이끌어낼 수 있는 모든 것을 여러분과 공유하고 싶습니다. 아는 것이 풍부할수록 자신감도 넘쳐납니다. 또한 불안감을 줄이는 것이 당당한 출산을 위한 핵심 비결입니다. 이 장에서는 여러분의 몸과 마음을 진정시키는 다양한 방법을 소개하겠습니다.

몸과 마음의 연결

우리가 생각하고 행동하고 느끼는 방식은 우리의 생체 기능에 긍정적 혹은 부정적인 영향을 줄 수 있습니다. 출산과 관련해서는 특히 여러분이 살아온 방식이 그대로 나타나게 됩니다. 저와 후배 둘라들은 육체와 정신의 관계에 대해 캐리지하우스버스Carriage House Birth 센터에서 끊임없이 토론을 하고 있습니다. 출산 둘라로서 우리는 많은 출산을 통해 이러한 연결 관계를 직접 확인하고 있습니다.

그렇다면 여러분도 스스로 질문해 보아야 합니다. '대부분의 상황에

불안감 줄이기에 대해

라벤더 꽃잎 한 티스푼을 물 한 컵에 넣고 10~20분간 끓입니다. 라벤더 꽃잎 차는 맛도 좋고 진정 효과도 뛰어납니다. 카모마일 꽃잎 차도 같은 방법으로 만들 수 있습니다. 진정 작용을 하는 익모초 농축액을 물이나 차에 13방울 정도 섞어 마셔도 좋습니다. 너무 농도가 진하면 자궁이 지나치게 이완될 수 있으므로 조심합니다. 진정 작용이 있으면서 농도가 진해도 안전한 허브는 골무꽃입니다. 농축액을 사용해 차 또는 물에 7~10방울 떨어뜨리거나, 위의 방법대로 차를 만들어도 좋습니다. 마지막으로 제가 제일 좋아하는 방법인데, 두 컵(75g)의 말린 귀릿짚을 1.9L의 물과 섞어 끓인 뒤 물병에 담아 8시간 동안 푹 재워 둡니다. 진정 효과가 뛰어나고 무기질이 풍부한 이 물은 마셔도 좋고 목욕 시에 사용해도 좋습니다. 단, 셀리악 병을 앓고 있다면 사용을 금합니다.

- 로빈 로즈 베넷, 작가, 자연주의자, 허벌리스트, 주술사, 그리고 '신비한 치유법' 설립자

서 나는 어떻게 행동하고 반응하는가?' 만약 여러분이 대부분의 시간을 불안하고 두려운 상태로 지낸다면, 출산할 때 여러분은 두려움에 떨거나 어쩌면 혈압이 높아질지도 모릅니다. 만약 여러분이 '모르는 게 약'이라는 태도를 지닌 사람이라면, 아기를 낳을 때의 진통에 너무 놀라서 외상 후 스트레스 장애를 겪을지도 모릅니다. 평상시 여러분의 태도가 어떻든 간에 힘든 출산으로 이어질 수도 있는 바람직하지 않은 성격적 특성과 감정적 응어리를 출산 전에 내려놓아야 합니다.

이것은 물론, 매우 힘들었거나 트라우마가 되어버린 출산이 여러분의 탓이라거나 노력이 부족했기 때문에 일어났다는 의미는 아닙니다. 그처럼 충격적이었던 출산의 경험이 오히려 인생에 대해 더욱 깊은 이해와 빠른 깨달음을 주는 밝은 희망이 될 수도 있습니다. 저 역시 첫 번째 출산의 트라우마 덕분에 지금 이렇게 출산 둘라가 됐습니다.

예상치 못한 긍정의 경험

저는 분만 진통을 하다가 결국 예상치 못하게 응급 제왕 절개를 했던 한 산모를 도운 적이 있습니다. 참으로 다행이었지요. 그녀는 아기를 만날 생각에 들떠서 약물 개입 없이 질식 분만을 하겠다던 출산 '계획'을 포기했고, 그녀 앞에 펼쳐진 그 여정을 기꺼이 받아들였습니다. 제왕 절개가 끝난 뒤 회복실에서 만난 산모의 얼굴은 발갛게 상기돼 있었습니다. 그녀에게서는 정말 밝고 아름다우며, 사랑으로 충만한 에너지가 퍼져 나오고 있었습니다. 오션Ocean이라는 이름이 너무 잘 어울렸던 아기는 엄마의 가슴 위에서 서로 피부를 맞대고 있었고 아주 만족스러워 보였습니다. 그녀의 긍정적이고 고요한 에너지를 아기도 느끼고 있음이 분명했습니다. 그 산모는 비록 기대했던 방식으로 출산하지 않더라도 충분히 긍정적인 경험을 할 수 있다는 사실을 가르쳐 주었습니다.

받아들이기

저는 분만 진통을 대양의 파도에 비유하기를 좋아합니다. 만약 여러분이 큰 파도 앞에 서 있고, 그 파도와 싸우기 위해서 잔뜩 긴장하고 있다면, 여러분은 그만 파도에 정면으로 부딪혀 쓰러지고 말 거예요. 대신 몸을 이완시키고 파도를 받아들인다면 자연스럽게 파도 위에 올라탈 수 있을 것입니다. 불안감과 긴장을 줄일수록 파도타기는 더 쉬워집니다. 여러분이 스트레스를 느끼면 아기도 스트레스를 느낍니다. 이것은 임신과 출산 모두에 좋지 않은 영향을 줍니다. 우리는 임신과 출산이 어떤 식으로 전개돼 나갈지 정확하게 통제할 수는 없지만, 우리가 혼돈의 상황을 받아들이고 느끼는 방식은 조절할 수 있습니다. 이렇게나마 선택할 수 있다는 것은 엄청난 일입니다.

산전 요가

산전 요가는 불안감을 줄이고 아기와 엄마의 교감을 도와주는 정말 좋은 방법입니다. 또한 자궁과 골반저를 튼튼하게 만들어서 진통에 대비하도록 해줍니다.

임신과 분만 진통 중에 제가 가장 좋아했던 요가 자세는 소/고양이 자세였습니다. 무릎을 꿇고 두 손, 두 발을 다 바닥에 붙인 뒤 배를 아래쪽으로 향하게 합니다. 숨을 깊게 들이마시고 배는 바닥을 향한 채 등을 아래로 휘게 하고, 꼬리뼈는 천장을 향해 쭉 들어 올립니다. 숨을 크게 내쉬면서 이번에는 등을 반대로 둥글게 말아 턱을 가슴에 붙여봅니다. 아마 임신한 고양이가 낮잠을 자고 일어나서 기지개 켜는 것처럼 보일 거예요. 이 두 가지 자세 사이사이에 앞뒤로 부드럽게 움직여 보세요. 허리를 부드럽게 해 주어 뻣뻣하게 굳는 것을 막아줍니다. 이 자세는 진통 중에 허리가 아플 경우에도 아주 좋은 방법입니다. 저는 호흡에 집중하는 것과 부드러운 스트레칭이 저의 임신 불안감을 덜어주는 데 상당한 도움이 됐다고 생각합니다.

허리 진통

허리 진통이란 자궁이 수축할 때 혹은 진통하는 내내 아래쪽 허리가 극심하게 아픈 것을 말합니다. 이런 종류의 통증은 대개 아기의 머리가 여러분의 아래쪽 허리를 누르기 때문에 생깁니다.

산전 요가에 대해

임신 기간 동안 규칙적이고 편안한 요가를 하면 불안감이 줄어들고 활력을 유지할 수 있습니다. 또한 요가는 기분을 고조시키고, 정신을 명료하게 해주며, 건강하고 튼튼한 몸을 길러주는 매우 좋은 방법입니다. 매일 아침 20분간 그리고 잠들기 전 몇 분 정도 여러분의 기분을 좋게 해 주는 동작을 취해 보세요. 몸이 원하는 대로 매일 다른 동작을 시도해 보세요. 매번 다른 동작을 하는 것도 좋지만, 요가가 주는 훌륭한 장점을 느끼려면 꾸준히 하는 것이 중요합니다. 그러므로 단 몇 분동안이라도 매일 규칙적으로 요가를 해보세요. 여러분의 몸과 마음이 여러분께 고마워할 거예요.

- 타라 스타일스, 요가 강사, 스트랄라 요가 설립자

모임 찾기

여러분과 예정일이 비슷한 사람들이 참여하는 모임을 찾을 수 있다면, 임신 기간 동안 덜 외로울 것입니다. 저는 다행히도 따뜻하게 저를 맞아주는 모임에 함께할 수 있었고 그들과 경험을 나누면서 스트레스를 상당히 줄일 수 있었습니다.

미국의 많은 지역에 출산 교실이 있는데, 이러한 산전 교육 프로그램이야말로 여러분과 비슷한 시기에 부모가 될 사람들을 만날 수 있는 좋은 기회입니다.

산전 마사지

하루의 스트레스를 날려버리는 데 좋은 마사지만큼 효과적인 방법은 없습니다. 임신하면서 불어난 몸무게를 지탱하다 보면 온몸이 아프고 욱신욱신 쑤시죠. 이런 통증과 욱신거림은 세로토닌이라는 호르몬에 의해서 완화될 수 있습니다. 세로토닌은 우리 몸에서 나오는 천연 진통제로 마사지를 해주어 분비를 촉진시킬 수 있습니다.

또한 마사지는 혈액 순환과 림프 순환에 도움을 주며 근육의 긴장도 풀어줍니다. 코코넛오일을 사용하여 불안감을 줄여주는 셀프 마사지를 해보세요. 몸이 많이 긴장했을 때 배우자나 친구에게 마사지를 받으면 더 좋습니다.

임신부 전용 스파에는 임신부의 커진 배를 위해 큰 구멍이 뚫려 있는

목욕과 명상

- 데보라 하네캄프, 엄마 치유사로도 알려짐,
아마존 샤먼에서 시작된 치유 예술의 예언가, 기 수련가, 요가 수련가

평화를 위한 목욕

한 계절이 지나가고 새로운 계절이 옵니다. 한 주가 끝나고 새로운 한 주가 시작됩니다; 인생의 한 단계가 가고 새로운 단계가 시작됩니다; 인류 역사의 한 시기가 지나고 또 다른 한 시기가 시작됩니다. 이런 변화의 시기에 우리는 미래에 너무 집착하고 계획을 세우느라 머릿속은 복잡한 생각들로 가득차 있습니다. 알려드릴 이 목욕법은 평화로운 현재에 집중할 수 있도록 도와줍니다. 여러분의 믿음이나 종교적 배경에 관계없이 스스로를 돌보고 평화에 집중하는 시간을 가짐으로써, 불안을 줄이고 마음을 정화시켜 보세요.

재료
- 히말라야 핑크 솔트 한 컵(250g)
- 프랑킨센스frankincense(유향으로도 불리며, 항우울, 면역력 증강 등에 효과가 있음) 에센셜 오일 다섯 방울
- 라벤더 에센셜 오일 다섯 방울
- 욕조 표면을 덮을 만큼의 야생화(특히 금잔화와 쑥)
- 팔로산토palo santo(유창목. 중남미 건조한 곳에서 자라며 향이 매우 강하고, 연기를 피우면 영혼을 정화시킨다고 알려져 있음. 한국에서 구매 가능) 스틱 한 개
- 연수정 한 개
- 장미수정 한 개

목욕 순서

- 욕조에 따뜻한 물을 받아 소금과 에센셜 오일을 섞고 꽃을 뿌리세요.
- 팔로산토 스틱에 불을 붙여 향을 피운 뒤 욕조 주위에 두세요.
- 욕조에 들어가 머리까지 푹 담그세요.
- 연수정을 당신의 명치에 올려놓으세요.
- 장미수정을 당신의 심장에 올려놓으세요.
- 숨을 들이마시고, 정수리 부근에서 초록과 금색으로 반짝이는 빛을 느껴보세요.
- 숨을 내쉬면서, 그 빛이 당신을 에워싸며 격려해주고, 평온함을 안겨주며 보호해주고 있음을 느껴보세요.
- 숨을 들이마시면서 당신이 이 세상에서 가장 좋아하는 것에 마음을 집중하는 동안 그 반짝이는 빛이 당신의 심장 속으로 빨려들어가고 있음을 느껴보세요.
- 숨을 내쉬고, 그 빛이 사랑이라는 힘으로 당신을 에워싸고 있음을 느껴보세요.
- 최소 세 번 이상 반복하세요. 당신 스스로 만들어 낸 평화와 에너지의 존재를 느껴보세요.
- 목욕을 끝낼 준비가 됐다면, 감사한 마음을 담아 두 손을 가슴에 대어보세요.

기분을 좋게 하는 목욕

만약 북반구에 살고 있다면, 낮은 짧고 밤은 긴 겨울이 여러분의 기분을 짓누를 수 있습니다. 저는 매년 이맘때를 당신 내면의 빛을 찾으며 신성한 고독을 축복하는 시간으로 여기라고 말씀드리지만, 때때로 분위기를 띄우고 즐길 필요도 있습니다. 이 목욕을 하면 마치 크리스털처럼 반짝이는 해안에 누워 바다의 부드러운 목소리를 들으며 태양이 당신의 피부에 키스하는 듯한 느낌을 받게 될 것입니다. 소개하는 모든 재료를 다 갖추지 않아도 괜찮습니다. 집에 있는 재료만 사용해도 충분합니다. 또 족욕에 사용해도 큰 효과가 있습니다.

재료
- 천일염 한 컵(250g)
- 화이트세이지 에센셜 오일 다섯 방울
- 라벤더 에센셜 오일 다섯 방울
- 데이지와 장미꽃
- 초 한 개(저는 무향의 흰색 초를 선호해요)
- 계피 스틱 한 개
- 자수정 한 개
- 홍옥수 운석 한 개
- 레무리안 원석(대리석의 일종) 한 개
- 투명 수정 한 개
- 재스민 녹차

목욕 순서

- 욕조에 따뜻한 물을 받아 소금, 에센셜 오일을 섞고 꽃을 뿌리세요.
- 초를 켜세요.
- 촛불로 계피 스틱에 향을 피우고, 자신을 축복하세요.
- 자수정, 홍옥석, 레무리안 원석을 욕조에 넣습니다.
- 욕조에 들어가 머리까지 푹 담급니다.
- 바스트리카 호흡(요가 호흡법 중 하나)을 세 번 반복합니다. 이 호흡은 36회에 걸쳐 코를 통해 힘차고 빠르게 들숨과 날숨을 쉬는 호흡법입니다. 세 세트를 반복하면 총 108회의 호흡을 하는 것입니다.
- 투명한 수정과 당신의 손을 명치에 얹고 그 속에서 밝은 태양이 솟아나는 모습을 상상해봅니다. 이것이 바로 당신 에너지의 근원입니다.
- 당신이 만들어낸 그 빛나는 에너지에 몸을 맡기고 '이 작은 나의 빛This little light of Mine'을 노래해봅니다.
- 물에 계속 몸을 담그고 차를 마십니다.
- 목욕을 끝낼 준비가 됐다면, 감사한 마음을 담아 두 손을 가슴에 대어보세요.

마사지 침대가 구비되어 있습니다. 저는 산전 마사지를 잘 받았던 날에는 항상 잠을 잘 잤습니다. 역시 불안감을 줄이는 데 휴식보다 좋은 것은 없습니다.

직감

임신과 출산 중에 우리는 수많은 결정과 마주합니다. 우선 어디서, 또 어떤 방식으로 출산할지를 결정해야 합니다. 그리고 아기가 태어난 뒤에는 신생아의 건강과 안전을 위해 여러 가지 결정을 해야 합니다. 우리의 직감은 우리가 좋은 결정을 하도록 길잡이가 되어줄 수 있습니다. 또한 직감은 우리 스스로 감정적인 준비를 할 수 있도록 통찰력을 제공하기도 합니다.

예를 들어, 저 같은 경우 쌍둥이를 낳고 1년 반가량 지나 다시 임신했을 때, 또 한 번 쌍둥이를 낳고 싶다고 노래를 부르고 다녔어요. 그것은 3,000명 중에 한 명에게나 생길 수 있는 확률이었습니다. 어느 날 저는 쌍둥이를 또 임신한 꿈을 꾸었습니다. 남편 역시 직감적으로 '쌍둥이'임을 알았습니다. 느낌상 아들 쌍둥이 같았습니다. 초음파로 처음 확인했던 날, 정말 쌍둥이가 맞았고, 실제로 둘 다 아들이었습니다! 제 놀라운 직감이 저와 남편을 살려주었어요. 그렇지 않았다면 초음파를 보고 심장이 멎었을지도 몰라요.

저의 동료 둘라 중 한 명은 길가의 점쟁이로부터 쌍둥이를 임신하게 될 것이라는 말을 들은 적이 있다고 합니다. 그녀는 오랫동안 그 예언을 마음속에 간직하고 있었죠.

두 번째 임신을 했을 때 그녀에게는 예언이 맞을 거라는 직감이 왔습니다. 그리고 그때부터 저에게 쌍둥이 임신과 관련된 수많은 질문을 해대기 시작했습니다. 첫 초음파 검사를 한 뒤 그녀는 자신의 직감과 점쟁이의 예언이 정확히 맞았다는 것을 확인할 수 있었습니다. 그녀는 정말 쌍둥이를 임신했어요!

항상 여러분의 직감을 따르세요. 직감은 거짓말을 하지 않으며 여러분을 혼란스럽게 만들지도 않습니다. 하지만 불안감은 직감을 흐리게 만들고 여러분이 이미 알고 있는 사실도 의심하게 만들 수 있습니다. 바쁜 일상은 우리가 충분히 직감을 느낄 수 있을 만한 여유를 허락하지 않습니다.

머릿속의 복잡한 생각을 없애면 내면의 소리를 들을 수 있습니다. 혼자만의 시간을 갖고 내면 깊이 들어가 직감을 느낄 수 있도록 해 보세요. 마음챙김과 명상은 여러분의 지혜로운 직감에 닿을 수 있는 첫걸음이 될 수 있습니다.

임신과 명상

명상은 임신부의 몸과 마음을 이완시키고, 임신 중 불안을 최소화할 수 있는 아주 훌륭한 방법입니다. 여러분을 불안하게 만드는 요소를 멀리하고 대신에 규칙적인 명상 수행을 위해 노력해 보세요. 우선, 하루 중 같은 시간을 정해서 매일 규칙적으로 명상을 시작해 보세요. 저는 주로 아침 일찍 일어나 15분의 짧은 명상으로 하루를 시작합니다. 30분이 가장 이상적이지만 바쁜 하루에 그 정도의 시간을 짜내기가 너무 힘들 수 있습니다. 저는 휴대 전화에 알람을 설정해 놓아 잊지 않고 명상을 하려 했습니다.

편안한 자세로 앉아 눈을 감고 시작합니다. 평소대로 호흡하면서 그 호흡에 집중합니다. 발바닥부터 시작하여 정수리 끝까지 구석구석 여러분의 몸을 느껴보세요. 이때 저는 마음속으로 가장 좋아하는 기도문을 되뇌곤 했습니다. 제 기도문은 간단합니다. 예를 들면 "나는 강하다", "나는 용감하다", "나는 사랑이다", 혹은 "나는 새 생명을 품고 있다" 등과 같이 말입니다. 혹시 틀릴까 걱정할 필요는 없습니다. 시간을 내어 명상에 전념하는 것은 자기 자신을 사랑하는 행위입니다. 장담하건대, 여러분이 이것을 잘못할 리 없습니다. 명상을 하기 어렵다면 녹음된 안내문에 따라 명상을 하는 방법도 있으니 다운받아 들으면서 하면 됩니다.

아기와 대화하기

"콩알아 안녕. 너를 사랑한단다. 그리고 널 얼마나 빨리 만나고 싶은지 몰라." 임신 기간 내내 저는 배 속의 아기에게 계속 말을 걸었습니다. 심지어 장을 보는 중에도 배에 대고 계속해서 이야기를 했답니다. 어떤 사람들은 힐끔거리며 저를 이상한 시선으로 쳐다보기도 했었어요. 하지만 저는 신경쓰지 않았어요. 그것은 아기를 실제로 만나기 한참 전부터 아기와 교감하는 저만의 방법이었으니까요. 이 방법은 임신 불안을 줄이는 데도 큰 도움이 됐습니다. 딸 쌍둥이를 임신했을 때 저는 윌리 넬슨Willie Nelson의 콘서트에 갔었는데, '온 더 로드 어게인On the road again'이라는 노래가 나왔어요. 그 음악에 맞춰 두 아기들이 제 갈비뼈를 발로 찼던 기억이 납니다. 저는 정말 '굉장한' 임신을 했다고 생각했어요. 그러니 여러분도 배에 대고 자장가를 불러주세요. 아기는 여러분의 목소리를 듣고 있습니다.

제 산모 중 한 명은 매일매일 배에 대고 자장가를 틀어주거나 직접 불러주면서 하루의 긴장을 풀곤 했습니다. 노래를 하면 엔도르핀이 분비되면서 기분이 좋아집니다.

아기가 태어나고 나서 그녀는 배 속에 있을 때 들려주었던 자장가를 아기에게 들려주고 노래도 불러주었더니 마술처럼 금세 아기가 칭얼대기를 멈추고 잠이 들었다고 합니다.

사실:
임신 24주가 되면 배 속의 아기는 바깥세상의 소리를 들을 수 있답니다. 굉장히 멋진 일이죠?

미국 내 흑인 사회의 출산 전통

- 샤피아 M. 먼로Shafia M.Monroe, DEM(Direct- Entry Midwife; 간호사는 아니지만 정식 자격을 갖춘 조산사), CDT(Certified Doula Trainer), 공중보건학 석사, 국제전통출산센터International Center for Traditional Childbearing의 설립자.

미국 내 흑인 여성의 출산 방법은 할머니 조산사로 대변되는 20세기 남부 지역의 전통 안에 깊이 뿌리 박혀 있습니다. 이 할머니 조산사들은 임신한 여성들을 사랑으로 대하며, 출산 전후에 마사지를 해주고 엄마의 마음으로 조언과 기도를 해주며, 신선한 채소도 제공해주었습니다.

그 시대에는 오일과 연고를 사용하여 임신부의 몸을 문질러주고, 분만의 진통을 줄여주기 위해 플로럴 워터나 텔컴파우더talcum pow-der(활석 가루에 붕산, 향료 등을 섞어 만든 가루. 주로 땀띠약으로 쓰임)를 온몸에 발라주기도 했습니다.

새롭게 엄마가 된 이들은 산후 40여일이 넘는 산욕기 동안 어머니, 할머니, 배우자 그리고 다른 여성 가족 구성원으로부터 정성스러운 돌봄을 받았습니다.

할머니 조산사는 산모가 잘 회복하고 있는지 확인하기 위해 규칙적으로 방문했습니다. 적당한 때가 되면 조산사는 엄마와 아기를 데리고 밖으로 나가 집 주변에서 걷기 의례를 행하였는데, 이는 그들이 가족과, 그리고 더 넓게는 지역 사회와 상호작용을 할 만큼 충분히 건강해졌음을 보여주기 위해서였습니다.

연구에 따르면, 미국 내 흑인 사회에서 모성 사망률과 영아 사망률이 상대적으로 높은 이유는 이들을 향한 사회적 인종 차별 및 미묘한 가해에 의한 주산기 스트레스 때문입니다.

우리 사회는 흑인 임신부에 대한 스트레스를 줄이기 위해 노력해야 합니다. 이를 위해 인종 차별을 없애고 그들의 이야기를 수용하며, 모든 이에게 정보를 제공해야 합니다.

또, 문화마다 다른 출산의 관습을 보호해주며, 임신한 여성과 그들의 배우자에게 흑인 출산 업무 종사자나 흑인 조산사를 연결시켜주는 등 도움을 주어야 합니다.

지금 미국에서는 조산사, 둘라와 함께 하는 출산의 전통을 회복하고, 문화적 특수성에 따른 모유 수유 선호와 병원 밖 출산, 그리고 '버스 저스티스Birth Justice(유색인 또는 저소득 여성 등이 겪는 불평등 출산의 개선을 목표로 하는 사회 운동)'를 지지하는 여론이 고조되고 있습니다.

매일 걷기

임신 기간에 활동적인 생활을 유지하면 몸에도 좋고 정신 건강에도 매우 도움이 됩니다. 운동을 할 때도 역시 엔도르핀이라는 호르몬이 분비되는데, 이 호르몬은 기분을 좋게 해주며 불안을 줄여주어 스트레스에 대항할 수 있도록 도와줍니다.

하루 30분씩의 규칙적인 걷기는 임신부의 심혈관에 아주 좋은 운동입니다. 굳이 특별한 운동 기구를 사거나 수업료를 내고 운동을 할 필요도 없습니다. 운동화와 물병만 챙겨서 문밖으로 나가세요. 10개월의 임신 기간 내내 걸어도 됩니다.

심지어는 오랜 시간 걸어 다니며 진통을 하는 사람도 있습니다. 이런 낮은 강도의 운동은 체형이나 운동 신경에 관계없이 모두에게 좋은 선택입니다. 핑계 대지 말고 지금 당장 걸으세요!! (단, 의사가 절대 안정하라는 처방을 내린 경우는 제외하고요.)

스스로 소중히 보살피기

여러분은 참으로 대단한 사람입니다. 그 자그마한 생명체를 키우는 중이니까요! 그렇기 때문에 여러분은 정성스러운 보살핌을 받을 자격이 있습니다. 그러니 임신 기간에 스스로를 잘 돌보는 방법을 배우고, 배우자나 친구들에게도 어떤 식으로 여러분을 보살펴야 하는지 확실히 알려주세요.

저에게 효과가 있었던 간단한 방법 몇 가지를 추천해 드릴게요. 저는 임신 기간 내내 소금물로 목욕하며 하루를 마무리했습니다. 또, 아로마 인퓨저에 중독이라 할 만큼 푹 빠져서 기회가 있을 때마다 충분히 향기를 맡으며 즐겼습니다. 라벤더는 진정 작용이 있으며 제가 가장 좋아하는 에센셜 오일이었습니다.

유감스럽게도 저는 스파를 하러 가거나 친구들과 여유롭게 점심을 먹을 시간이 그리 많지 않았지만, 여러분께는 적극 권하고 싶습니다. 그저 여러분 자신을 위해 차 한 잔을 끓이고 영화 한 편을 봐도 좋습니다. 배 속에 아기를 품고 키우는 일이 얼마나 멋진 일인지 잊지 말고 꼭 기억하세요.

소중히 보살피기

만약 여러분이 평소에 자기 자신에게 이 극진한 사랑을 베풀어 본 적이 없다면, '소중히 보살피기'가 무엇인지 알려드릴게요.

소중히 보살피다pamper: 동사. 누군가에게 특별한 대접을 하다. 그 사람이 원하는 것은 무엇이든 제공하고, 최대한 편안하게 만들어주다.(캠브리지 사전)

모두를 포용하는 임신과 출산

　가족은 그 형태와 크기, 피부색과 성별 등에서 서로 다른 모습을 지니고 있습니다. 아기를 낳고 돌보는 문제에 있어서 가족 간의 상호작용, 임신까지의 과정, 젠더 문제, 육아 철학 등 우리가 알아야 할 내용은 너무나 광범위합니다. 저는 제 고객 중 성소수자(LGBTQIA 레즈비언lesbian, 게이gay, 트랜스젠더transgender, 양성애자bisexual, 퀴어queer, 간성애자intersex, 무성애자asexual 등의 성소수자를 일컫는 말) 가족에게는 그들만을 위한 출산 교실을 찾아보라고 격려해주기도 합니다.

　출산이라는 여정을 찾아 떠나는 길에서 다른 가족들과 함께 안전한 장소에서 어울리며, 이야기를 털어놓을 수 있다는 것은 참으로 어마어마하게 값진 일입니다.

　미국 내에서 건강과 관련한 인종별 격차는 참으로 걱정할 만한 수준입니다. 질병통제예방센터CDC 통계에 따르면 흑인 여성은 임신 또는 출산 중에 사망할 가능성이 백인 여성보다 네 배 더 높다고 합니다. 이러한 현격한 불균형은 수입, 연령, 교육 수준 등 모든 부문으로 이어집니다. 연구에 의하면 이런 부정적인 결과에 영향을 주는 큰 요인은 바로 스트레스이며, 이러한 스트레스는 종종 인종 차별에 의해서 발생합니다. 만성 스트레스에 대한 생리적인 반응은 출산 관련 통계에서 나타난 인종별 차이를 설명해 줍니다. 이러한 출산 관련 통계 결과를 향상시키기 위해서는 전 세계 모든 이들이 연민 어린 보살핌과 근거 중심의 돌봄을 손쉽게 이용할 수 있어야 합니다.

사람들이 피부색, 사회경제적 지위, 그리고 성 정체성에 따라 의료진과 의료 기관으로부터 다른 대우를 받고 있는 것이 추악하지만, 현실입니다. 우리 모두는 당연히 더 좋은 대접을 받을 자격이 있습니다. 우리는 더 나은 대우를 요구해야 합니다. 우리는 인종 차별, 성소수자 혐오, 가부장제와 같이 지구촌 모든 임신부들의 모성 보건에 독이 되고 있는 문제들을 덮어버리고 무시하려는 최근의 풍조를 바꾸기 위해 정말 노력해야 합니다. 이는 인권의 문제입니다. 만약 우리가 출산하는 사람들을 대하는 방식을 바꿀 수 있다면, 우리는 세상을 더 좋은 방향으로 변화시킬 수 있습니다. 저는 그렇다고, 깊게 믿고 있습니다.

❧ 아기 이름 짓기

제 아이들의 이름은 미아Mia, 쌍둥이 버디Birdie와 헤이즐Hazel, 또 다른 쌍둥이 루크Luke와 로코Rocco, 그리고 올림피아Olympia입니다. 아이들 이름을 지을 때 참 즐거웠습니다. 저는 여러 다양한 이름을 찾아본 뒤 최종 결정을 하곤 했지요. 만약 남편이 허락만 해준다면 저는 좋아하는 아기 이름을 다 사용하기 위해 열 명도 더 낳을 거예요. 하하, 농담입니다.

나중에 후회하지 않을 이름을 지으려면 어떻게 해야 하냐구요? 여러분, 이름은 고작 한평생 동안만 쓰는 겁니다. 그러니 부담 느끼지 마세요! 완벽한 이름을 짓기란 어려운 일입니다. 많은 사람들이 가족의 이름을 따라 아이의 이름을 짓습니다. 가족의 전통을 따르는 것은 매우 소중한 일이겠지요. 저도 그랬으니까요. 저의 아이들 대부분은 친척들의 이름을 딴 중간 이름을 가지고 있고, 제 조카 역시 제 이름을 중간 이름으로 정했을 때 참으로 영광스러웠습니다. 정말이지 그 녀석은 폭죽처럼 열정적이며, 제가 물려준 그 이름에 부끄럽지 않게 살아가고 있습니다. 제 산모 중에는 친정어머니의 이름을 따라 아이의 이름을 지은 경우도 있었습니다. 출산 후 가족들이 모두 병원에 모인 자리에서 그 사실을 공개했는데, 그 방에서 울지 않은 사람이 단 한 명도 없었다고 합니다.

아직 이름을 정하지 못했다면 몇 가지 제안을 해볼게요.

요즘에는 아기 이름을 지을 수 있는 인터넷 웹 사이트가 많이 있습니다. 그런 곳은 보통 인기 있는 이름, 유명 인사 이름 또는 고전적인 이름 등 여러 항목별로 이름을 분류해 놓았습니다. 동네 서점이나 온라인 서점에서 작명에 관한 책을 찾아볼 수도 있습니다. 저는 침대에 앉아 생초콜릿과 차 한 잔을 마시며 마음에 드는 아기 이름에 형광펜을 칠하곤 했습니다. 주로 고전적인 발음의 이름에 마음이 끌렸고, 사회보장국 Social Security Administration 사이트에서 연도별 인기 있는 이름 목록을 검색해 보기도 했습니다. 덕분에 정말 좋은 아이디어를 얻기도 했지요. 여아 쌍둥이들의 이름인 버디와 헤이즐은 1920년에서 1930년 사이 어느 해의 인기 목록에서 발견했습니다. 흔하지 않은 이름을 좋아하는 사람들도 있습니다. 제 산모 중 한 명은 아들 이름을 플래시Flash로 정했는데, 제가 들어본 수많은 특이한 이름 중에서도 가장 특이했던 것 같습니다.

저는 막내딸의 이름을 다른 아이들과는 전혀 다른 방법으로 지었습니다. 친한 친구 중 한 명이 딸의 이름을 딸아이 본인에게 직접 물어본 후 지었다고 말해준 적이 있습니다. 말도 안 되는 것 같죠? 사실 그 친구는 아기가 태어나기도 전에 아기 이름을 정하는 명명식을 가졌는데, 그 당시에 배 속에 있던 아기에게 이름을 물어봤답니다. 저는 친구의 그 말에 반해서 제 배 속의 아기와 저를 위해서 명명식을 가져보기로 했습니다. 사실 저와 남편은 아기 이름을 '펄Pearl'로 짓기로 거의 확정했기 때문에 명명식 때 다른 이름이 떠오를지 의심이 들기도 했습니다. 명명식을 하는 동안 저는 명상을 하면서 아기에게 이름이 무엇인지 물었습니다. 몇 분간은 아무 생각도 떠오르지 않았습니다. 그러다가 갑자기 '올림피아'라는 이름이 아주 크고 명확히 들리는 듯 했습니다. 그 전에는 단 한 번도 생각해보지 않았고, 심지어 좋아하지도 않았던 이름입니다. 저는 제 자존심은 내려놓고, 이 이름은 아기가 선택한 것이라고 정말 믿었습니다. 남편을 설득하느라 꽤 고생했지만, 결국 그도 태도를 바꾸어 제 뜻에 함께 했습니다. 그래서 막내딸의 이름은 올림피아가 됐답니다. 정말 신기하지요?

아기 이름을 정하는 과정에서 정말 놀라운 사실은 다른 사람들이 여러분이 선택한 이름에 굉장히 빠르게 부정적 반응을 보인다는 것입니다. 물론, 여러분이 솔직한 대답을 원한다면 그럴 수 있지만, 대부분의 경우 여러분은 그동안 계속 들어왔던, "아기 이름을 뭐로 지을 거죠?"라는 물음에 그저 대답했을 뿐입니다. 첫째 아이의 이름을 지을 때 저의 가족과 친구들의 반응은 모두 좋았습니다. 미아라는 이름이 원래 인기가 있어서 그런 것인지 저는 지금도 궁금합니다. 두 번째 임신 때에는 한 명이 아닌 두 명의 이름을 지어야 했기 때문에 너무 힘들었습니다. 많은 사람들이 제 결정에 대해 한마디씩 거들었는데, 대부분은 반대 의견이었습니다. 그들의 말에 제 생각이 바뀌지는 않았지만 친구나 가족이 "그 이름 별로야"라고 딱 부러지게 말할 때는 정말 짜증이 났습니다. "오, 그래? 하지만 내 아이 이름이니까, 지금부터 좋아해봐"라고 말해주고 싶었어요.

아마도 여러분이 선택한 이름이 촌스럽다거나 놀림을 받을 것 같다는 등 여러 이유를 들었을지도 모릅니다. 그런데 오늘날, 특히 브루클린에서는 그 독특하고 흔하지 않은 이름이 흔해졌습니다. 제 주변에는 버디라는 이름을 가진 여자 아이가 몇 명 있습니다. 또 제 딸은 이웃에 사는 보위Bowie라는 이름의 아이 두 명과 같이 학교에 다니고, 블루Blue, 울프Wolf라는 드문 이름을 가진 아이들과 함께 어울려 놉니다. 아기 이름을 정할 때 다른 사람들의 의견은 크게 신경 쓰지 말라고 말씀드리고 싶습니다. 남의 말에 신경 쓰다 보면 화가 날 수도 있고, 마음속으로는 자신의 선택이 옳다고 생각하지만 의심이 들 수도 있으니까요. 다른 사람들에게 여러분이 선택한 이름을 말해줄 때, 먼저 이렇게 말씀하세요. 그들의 의견을 묻는 것이 아니고, 여러분의 결정을 알려주는 것뿐이라고요. 자, 여기에 제가 사용하지 못한 이름들이 있으니, 어서 골라보세요!*

여아: Adelaide, Beatrice, Bunny, Cinnamon, Clementine, Coraline, Cordelia, Eloise, Fern, Flora, Freyja, Ginger, Ida, Imogen, Ivy, Josephine, Magnolia, Maisie,

---

* 역주: 미국 작가가 쓴 영어 이름 예시를 그대로 옮겼습니다.

Marcela, Marigold, Skye, Sparrow, Tallulah, Tilly, Tulip, Valentine, Violet,
Vita, Vivienne, Winifred, Winona, Wren.

남아: Alden, Bear, Benny, Bruno, Butch, Caleb, Carmine, Caspar, Chet, Clem,
Cosmo, Floyd, Freedom, Geno, Hart, Ike, James, Lemuel, Leo, Leroy, Louis,
Mateo, Monty, Moss, Nash, Otis, Otto, Phoenix, Poe, Rene, River, Rufus,
Sergio, Skye, Sonny, Stone, Tanner, Theo, True, Valentine, Vinny, Vito, Wal-
ter.

이름을 짓기 위한 명상

- 약 15~20분간 편하게 앉아 있을 수 있는 조용하고 한적한 장소를 찾으
  세요.
- 실내라면, 조도를 낮추거나 초를 켜세요.
- 호흡에 집중하세요. 한 손은 가슴 위에 올리고 다른 한 손은 배 위에 올
  려놓으세요. 발가락 끝부터 시작하여 여러분 몸의 구석구석을 느껴보세
  요. 온몸을 쭉 펴고 모든 긴장을 다 풀어놓으세요.
- 자연에 있는 여러분의 모습을 상상해보세요. 가장 평화롭고 자연을 잘
  느낄 수 있는 곳은 어디인가요? 저는 거대한 삼나무들로 둘러싸인 울창
  한 숲 한가운데를 걷는 제 모습을 상상했습니다.
- 자, 이제 여러분의 아기에게 이름을 물어보세요. 이름 하나가 크고 명확
  하게 들릴 겁니다. 아니면 눈에 보일 수도 있습니다. 아기의 소리를 들
  어보세요.

출산을 도와줄 서포트 팀 꾸리기

서포트 팀이라고요? 출산이 단체 스포츠 경기라도 되냐고요? 많은 예비 부모 중에는 자신들에게 그러한 팀이 필요한지, 혹은 자신들이 그 팀을 원하는지조차 잘 모르는 이들이 있습니다. 그냥 병원에 가면 아기가 저절로 튀어나온다고요? 얼마나 아프냐고요? 저도 그 과정이 말처럼 그렇게 쉬웠으면 좋겠습니다.

솔직히 말하면 저도 처음 임신했을 때는 출산이 그렇게 엄청난 일이라는 사실을 완전히, 완벽히 부정했답니다. 우리 인류는 태고 때부터 계속 출산을 해 왔잖아요. 그런데, 제가 틀렸더라고요. 아주, 아주, 아주 틀렸습니다.

첫 출산은 저를 철저히 흔들어 놓았습니다. 말 그대로 저는 폭발했습니다. 출산은 제가 겪어온 일 중에서 가장 큰 일이었습니다. 그때의 경험을 통해 저는 출산을 앞두고 임신부를 도와줄 팀을 꾸리는 것이 최고로 중요한 일임을 깨닫게 됐습니다.

왜 그런지 볼까요? 출산은 정말 온 마을의 도움이 필요한 일입니다. 2012년 〈코크란 리뷰Cochrane Review〉에 따르면 임신과 출산 기간에 지속적인 돌봄을 받은 경우는 그 결과가 더 좋았다고 합니다. (코크란 데이터베이스CDSR는 보건 분야의 체계적 분석에 가장 좋은 자료입니다. 코크란의 자료는 여러분의 건강 지식을 한층 높여주며 임신 기간에 중요한 결정을 내릴 때 좋은 길잡이가 될 것입니다.)

여러분이 원하지 않을 경우 반드시 이 일을 할 필요는 없지만, 여러분을 도와줄 팀에 아주 많은 사람을 초대하라고 제안하는 것도 아닙니다. 물론 그렇게 많은 사람들이 도와줄 때 좀 더 기운이 나는 것이 아니라면 말입니다.

출산을 도와줄 서포트 팀에 꼭 필요한 사람이 몇 명 있습니다. 배우자(가능하다면), 가족, 친한 친구, 의료진, 그리고 둘라입니다.

출산 서포트 팀은 출산 전과 출산 중에, 그리고 출산 이후에 여러분에게 도움을 줄 것입니다. 출산 전에 미리 출산 서포트 팀원 모두와 몇 차례 만나서 여러분이 선호하는 출산 조건과 환경을 논의하세요. 그래야 팀원 모두 합심하여 도울 수 있습니다. 출산 서포트 팀은 진통하는데 두 시간이 걸리든, 삼 일이 걸리든 간에 여러분 곁에서 지켜줄 것입니다. 그들은 여러분을 위해 준비가 돼 있습니다. 여러분의 작디작은 아기가 이 세상에 첫발을 내딛고 첫 몇 주 동안은 그 팀의 도움을 받는 것이 좋습니다. 도움이 필요하면 그들에게 당당히 알리세요. 주저할 필요가 없습니다. 이것이야말로 제가 출산했을 때 좀 더 일찍 하지 못해 아쉬운 부분입니다.

둘라Doula

명사. 출산 중인 다른 이를 도와주기 위해 훈련된 사람. 그리고 아기가 태어난 이후에 그 가족에게 도움을 제공하는 사람.

둘라가 무엇인가요?

제 직업을 이야기하면 사람들은 종종 둘라가 무엇이냐고 물어봅니다. 가끔 조산사와 둘라를 혼동하기도 합니다. 둘라는 아기를 받거나 의료적 자문을 제공하지 않습니다. 그래도 별 차이가 없다고 여길까 우려가 됩니다. 물론 요즘에는 많은 유명 인사들이 둘라 서비스를 이용하기 때문에 이런 질문을 덜 받긴 합니다. 위의 질문에 저는 "출산 코치입니다"라고 대답합니다. 이렇게 대답하면 대부분의 사람들이 이해합니다. 분명히 '출산 코치'라는 말로는 둘라가 하는 훨씬 더 많은 역할과 경이로운 일들을 전부 설명할 수 없습니다. 이는 그저 둘라가 하는 일에 대해 자세한 설명을 들으려 하지 않는 사람에게 해주는 짧은 답변일 뿐입니다.

'둘라'라는 말은 고대 그리스어의 '받드는 여인a woman who serves'이라는 어원에서 유래했습니다. 현재는 (성별과 무관하게) 출산 전부터 출산 직후까지 산모에게 계속해서 신체적, 정신적 지원과 정보를 제공하는 전문적으로 훈련되고 경험 많은 사람들을 일컫습니다. 이들은 또한 산욕기에도 정서적 지지와 실질적인 도움을 제공하기도 합니다.

나를 내어주기

여러분의 이상적인 지지자(배우자일 수도 있고 출산 둘라일 수도 있습니다)는 여러분을 위해 자신을 내어줄 겁니다. 무슨 의미냐고요? 그것은 누군가의 옆에 함께 있어주면서 어떠한 판단도 하지 않은 채 확고한 지지와 성원을 보내준다는 의미입니다. 그들은 자신의 관점이나 가치관을 기준으로 여러분을 고치려 들거나 어떠한 제안도 하지 않습니다. 그들은 여러분이 선택한 길을 여러분 스스로의 힘으로 나아갈 수 있도록 해줍니다. 또한 여러분이 아주 크고 강렬한 감정을 처리할 수 있게끔 안전한 공간을 마련해 줄 거예요. 그들은 출산하는 동안 여러분이 느낄 혼란스러운 마음을 다잡을 수 있도록 도와줄 수 있습니다. 이것이야말로 여러분이 출산 서포트 팀을 갖게 됨으로써 얻을 수 있는 가장 큰 이점이지요.

둘라 고용의 장점

어떤 이들은 둘라가 현대의 보통 사람들이 아닌 뉴에이지주의자만을 위한 존재라고 생각합니다. 전혀 그렇지 않습니다. 둘라는 모든 이들을 위해 존재합니다. (경고: 저는 버켄스탁을 신고, 크리스털도 좋아해요.) 많은 연구에서 둘라가 출산에 참여하면 상대적으로 진통 시간이 더 짧아지고, 합병증도 적으며, 아기도 훨씬 건강하고 모유 수유도 더 쉬워진다는 사실을 보여주고 있습니다. 괜찮지 않나요?

저는 병원, 조산원, 가정 내 출산에 참여합니다. 제 목표는 산모와 배우자(가능하다면)가 출산에 대해 잘 아는 상태에서 아기를 맞이하도록 돕는 데 있습니다. 아는 것은 힘입니다. 저에게 다른 의도는 없습니다. 이 세상 어떤 둘라도 여러분이 출산 중에 내린 선택에 대해 판단을 하거나 후회하도록 만들지 않습니다. 우리는 여러분의 지지자로 여기에 있습니다. 비용 또한 방해 요인이 되어서는 안 되겠지요. 이제 막 훈련을 받기 시작한 둘라 교육생들은 저렴한 비용으로, 혹은 무료로 서비스를 제공해 줍니다. 저는 항상 비용을 지불하는 고객들과 무료 봉사가 필요한 고객들 사이의 균형을 잘 맞추어 가며 일하고 있습니다.

둘라에 대한 또 하나의 매우 일반적인 오해는 의료 개입 없는 질식 분만을 할 때만 둘라가 필요하다는 생각입니다. 제 산모 중에는 무통 주사를 맞을 계획이지만, 병원으로 가기 전에 집에서 진통을 조절하고 견딜 수 있는 약간의 팁과 기술을 알고 싶어하는 이들도 있었습니다. 선택적 제왕 절개를 하는 동안 옆에 있어 달라고 부탁하는 산모도 있었고요. 만약 여러분이 의료 개입 없는 출산을 원한다면 둘라가 함께 할 때 그 가능성은 분명히 더 올라갈 수 있습니다.

둘라의 도움에 대해

둘라의 도움을 받는 것은 특히 브이백VBAC(제왕 절개 후 자연 출산), 의료 개입 없는 출산, 초산의 경우에서 출산의 만족감을 높일 수 있는 매우 중요한 수단이다.

- 빌리지Village 산과 의사, 뉴욕시에서 산부인과 수련

둘라와의 첫 만남:
여러분께 꼭 맞는 둘라 고르는 다섯 가지 팁!

둘라를 고용할 예정인가요? 잘 생각하셨습니다. 그렇다면 둘라를 선택하는 기준은 무엇인가요? 여러분 인생에서 가장 개인적이고, 약해지기 쉬우며 인생을 바꿀 만한 여정에 함께 할 사람을 고르는 일은 절대 간단하지 않습니다. 제가 이 긴장되는 짝짓기 게임에서 여러분(그리고 여러분의 배우자)에게 도움을 드리고 싶습니다. 어쩌면 지금쯤 여러분은 몇 명의 둘라 후보와 상담 예약을 잡았을지도 모릅니다. 네, 좋습니다.

1. 앞으로 다가올 출산에 대해 의논할 때 둘라가 여러분을 편하게 해주었나요? 둘라는 출산 과정이 무리 없이 잘 진행되도록 이끌고, 여러분이 편안하고 진정된 상태에서 출산에만 집중할 수 있도록 도와줄 사람입니다. 특정 성격이나 기운을 가진 사람과는 잘 맞지 않을 수 있고, 반면 다른 사람과는 즉시 마음이 잘 맞을 수도 있습니다.

2. 여러분의 둘라 후보자에게 이렇게 물어보세요. "왜 출산 둘라가 되기로 결심했나요?" 첫 만남의 어색함을 풀어주는 좋은 질문일 거예요. 그리고 그 질문은 그들의 성격이나 출산에 대한 관점을 이해하는 데 도움을 줄 수 있어요. 저는 사람들에게서 이 질문을 받을 때마다 항상 이 일을 향한 제 열정이 벅차오르는 것을 느낍니다.

3. 여러분이 출산 둘라로부터 무엇을 기대하고 있는지 알려주세요. 출산 과정에서 특별히 어떤 부분의 도움을 중요하게 생각하나요? 산모마다 아로마 테라피, 운동, 요가 등 요청 사항이 다양합니다. 어떤 산모는 자녀를 둔 둘라를 선호하기도 하며, 특별히 쌍둥이 분만이나, 브이백에 전문성이 있는 둘라를 찾기도 합니다.

4. 둘라 서비스 비용은 얼마로 계획하고 있나요? 둘라 비용은 무료에서부터 3,000달러 이상까지 천차만별입니다. 보통 경력과 경험의 차이, 기타 훈련으로 인해서 비용이 달라집니다. 모든 산모는 자신의 예산 범위 안에서 도움을 받을 수 있습니다. 많은 둘라가 상황에 따라 비용이 달라지는 차등요금제와 결제 방식을 제공하고 있습니다. 저는 개인적으로 고전적인 '물물 교환' 방식도 좋아합니다. 최근에는 아이들의 무술 교습을 둘라 비용으로 받았답니다. 너무 좋은 것 같아요!

5. 직감을 믿으세요. 본인에게 맞는 둘라를 찾을 때는 그들이 얼마나 훈련을 받았는지도 중요하지만, 그 사람의 성격, 그리고 여러분과 얼마나 공통 관심사를 가졌는지도 중요합니다. 그 둘라 후보가 여러분을 신나게 만들 수 있다면, 바로 그 사람입니다.

그러나 어떠한 출산 계획을 선택하더라도 둘라는 여러분 옆에 있을 것입니다. 모든 출산은 서로 다릅니다. 그러므로 출산을 잘 아는 사람이 출산의 모든 과정을 함께 하며 지지하고 성원해주는 것은 아주 큰 재산인 셈입니다.

여러분의 배우자는 둘라가 자신의 역할을 빼앗아 가지는 않을지 걱정할 수도 있습니다. 그러나, 절대로 그럴 리 없습니다. 우리는 배우자를 위한 둘라이기도 합니다. 우리는 그들이 잘 먹고, 카페인 충전도 하고, 잘 쉬어서 출산 당사자의 가장 좋은 출산 파트너가 될 수 있도록 해줍니다. 우리는 또한 배우자들이 산모의 주된 출산 파트너로서 느낄 중압감을 덜어주며 그 과정이 정상적으로 진행되도록 도와줍니다. 이를 통해 출산에 관계하는 모든 사람의 불안을 줄여줄 수 있습니다. 출산 과정에서 둘라는 가족들 사이에서 겪을 수 있는 각종 문제와 갈등을 겪을 필요도 없고, 또한 비판받을 필요도 없는, 가족은 아니지만, 어떤 의미에서의 또 다른 가족 구성원이라고 표현할 수 있습니다. 우리는 그저 옆에서 출산을 돕는 겁니다.

제가 맡았던 산모 중에서 생생히 기억나는 한 분이 있습니다. 그 산모는 저에게는 다른 방에 있어 달라고 부탁한 후, 배우자와 둘이서 아주 아름답게 진통을 했습니다. 중간중간 물을 가져다 달라고 부탁하거나 혹은 분만 진통 시간을 재달라고 요청하기도 했습니다. 출산이 끝난 후 그들은 출산이 제대로 진행되는 데 제가 큰 도움이 됐으며, 그 덕분에 두 사람이 아무런 두려움이나 불안 없이 매우 친밀한 분위기 속에서 진통을 할 수 있었다고 말해주었습니다.

🌱 나에게 맞는 의료진 찾기

임신 중에 여러분이 내릴 가장 중요한 결정은 바로 누구를 의료진으로 선택하느냐입니다. 그들은 여러분이 자신과 아기를 위해 의료적인 결정을 내릴 때 안내자가 되어줄 것입니다. 의료진과 스스로를 믿으면 건강하고 안전한 출산을 할 수 있습니다.

솜씨가 좋고 경험 많은 의료진을 선택하겠지만, 아무쪼록 그들을 좋아해 주세요. 의료진을 좋아하고 신뢰해야 그들에게 질문을 하고 피드백을 받는 것이 훨씬 쉬워집니다. 네, 실력도 있고 호감도 가는 의료진을 선택해야 합니다.

다음과 같은 경우에는 최대한 빨리 다른 의료진을 알아보는 편이 좋습니다. "담당 의사가 너무 바쁘고 제 질문에 거의 답을 안 해줘요", 또는 "주치의가 맘에 들지 않지만, 별로 중요한 건 아니겠죠." 땡! 아닙니다! 이것은 정말 중요한 문제입니다.

사람들은 인생의 큰 사건(예를 들면, 결혼)을 위해 몇 개월 혹은 몇 년 동안 계획하고 아주 소소한 부분까지도 신경을 씁니다. 질문에 대답을 잘 안 해주는 웨딩플래너를 계속 고용할 생각은 없잖아요? 출산을 도와줄 의료진도 마찬가지랍니다.

반드시 여러 명의 의료진을 만나서 여러분이 선호하는 출산 방식과 잘 어울리는 의료진을 찾아보길 바랍니다. 여러분은 소비자라는 사실을 잊지 마세요. 아주 훌륭한 배우자와 출산 둘라를 만났음에도 불구하고, 여러분과 맞지 않는 의료진 때문에 좋지 못한 출산을 경험할 수도 있습니다. 의료진은 무엇이든 안 좋은 일이 생길 경우 여러분과 아기를 위해 궁극적으로 결정을 내려야 할 사람입니다. 여러분과 아기의 안전은 믿을 만한 사람에게 맡겨야 합니다.

의료 개입 없는 출산을 원하는 사람들에게는 '고위험 전문 산과 의사'가 맞지 않을 수 있습니다. 이 경우 자연주의 출산의 경험이 많은 조산사를 만나는 편이 더 좋을 수도 있습니다. 고혈압, 심장 질환, 당뇨, 간질 등 기저 질환이 있을 경우 산과 의사 또는 모체태아의학 전문가의 도움이 필요할 수도 있습니다. 하지만 고위험 임신이라 하더라도 여전히 선택권은 여러분에게 있으니 여러분과 잘 소통할 수 있는 의료진을 찾아보세요.

조산사와 산과 의사

자, 이제 의료진을 선택할 때가 됐습니다. 조산사와 산과 의사는 어떤 차이가 있을까요? 산부인과 의사는 임신, 진통, 출산의 과정을 전문적으로 다루는 의사를 말합니다. 그들은 산부인과적인 문제가 있을 때 이를 발견하고 치료하도록 훈련받았습니다. 또한 제왕 절개 수술을 집도하기도 합니다. 도시 지역의 산부인과 의사는 주로 큰 병원에서 일을 하기 때문에 지속적인 돌봄을 제공할 수 없습니다. 즉, 주사위 굴리기와 같은 이치입니다. 큰 병원에서는 어떤 의사가 여러분의 아기를 받을지 미리 알 수 없습니다. 어떤 산모들은 이 문제로 상당히 많은 스트레스를 받습니다. 저는 산모들에게 경제적인 여유가 있다면 혼자 혹은 둘이서 운영하는 개인 병원을 찾아가라고 권합니다. 작은 산부인과 병원일수록 개인별 맞춤 진료와 돌봄이 가능하며 신뢰 관계가 더 잘 형성되기 때문입니다. 또한 여러분이 출산하는 날 어떤 의사가 당직인지 미리 알 수도 있습니다.

조산사는 건강한 임신부의 임신, 진통, 출산을 돕도록 훈련된 의료인입니다. 때때로 조산학적 접근 방식은 현대의 산과학적 접근과는 많이 다릅니다.

조산사

2016년 4월에 발표된 〈코크란 리뷰〉에 따르면 조산사의 주도 아래 지속적인 돌봄을 받은 산모들은 다른 방식의 돌봄을 받은 산모보다 의료 개입이 더 적었으며, 산모와 신생아에게 나타난 부정적 결과를 비교해 보아도 조산사의 서비스에 더 만족하는 것으로 나타났습니다. 다시 말해, 조산사의 직접적인 돌봄이 더 나은 출산 결과로 이어졌다는 의미입니다. 산모들에게는 출산 과정 내내 의료진의 지속적인 돌봄을 받는 것이 매우 중요합니다.

조산사들은 출산에 대해서 좀 더 개인에 맞게 접근하되, 전인적인 태도를 취합니다. 그리고 여러분의 감정과 신체적인 안녕을 가장 최우선 순위로 생각합니다. 조산사들은 출산을 자연스러운 과정으로 여기며 의학적으로 반드시 필요할 때만 개입합니다.

출산 장소 정하기

출산 장소를 정하기 전에 먼저 여러분께 필요한 것이 무엇인지부터 파악해야 합니다. 여러분은 고위험군 임신부인가요? 병원에서 아기를 낳기 원하시나요?

만약 여러분이 고위험 임신부가 아니고 건강한 임신을 유지하고 있다면, 출산 장소로 집이나 조산원 같이 좀 더 다양한 선택지를 생각해 볼 수 있습니다.

저는 병원, 조산원, 혹은 산모의 집에서 둘라로 일을 합니다. 다행히도 세 곳 모두에서 직접 아기를 낳아본 경험도 있구요. 각 장소마다 서로 다른 경험을 했고, 저마다 각각의 장단점이 있었습니다. 출산 장소를 결정할 때 가장 중요한 요소 중 하나는 여러분이 어디에서 가장 안전하다고 느끼느냐입니다. 첫 출산 때 저는 병원 내 조산원이 가장 안전한 것 같았습니다. 하지만 가장 최근의 출산 장소는 바로 우리집이었습니다. 이때는 저와 아기를 위해서 그것이 가장 안전한 선택이라고 생각했기 때문입니다.

여러분도 한 번 알아보세요. 여러분이 살고 있는 지역에서 어떤 선택을 할 수 있는지 확인해보세요. 병원마다 출산에 대한 정책이 서로 다룹니다.

예를 들어, 대부분의 병원 환경에서는 수중 분만이 불가능합니다. 이곳저곳 둘러보고, 친구들과도 얘기해보고, 지역 사회 둘라의 의견을 참고하여 여러분과 아기에게 딱 맞는 장소를 찾아보세요.

근거 중심 의학

근거 중심 의학은 최신의 과학적 증거 자료를 활용하고, 산모들이 정보를 충분히 숙지한 상태에서 자신의 출산과 관련한 의사 결정을 할 수 있도록 산모 개개인의 요구에 초점을 맞춥니다. 안타깝게도 미국 내 대부분의 의료진이나 병원들은 근거 중심 의학을 실시하지 않고 있습니다. 이 문제의 핵심은 바로 의사와 간호사의 훈련 방식 자체에 있습니다. 그들의 훈련 과정에서 가장 중요하게 다뤄지는 것은 출산하는 동안에 무엇이 잘못될 수 있는가입니다. 이러한 종류의 훈련도 물론 중요합니다만, 여기서는 정상적이면서 합병증 없는 질식 분만을 용이하게 하는 방법에는 관심을 두지 않습니다.

제가 비록 둘라로서 개인적 경험을 바탕으로 말할 수밖에는 없지만, '의료 개입 없는 자연 출산'을 목격하고 놀라는 산과 의사와 분만실 간호사를 많이 보았습니다. 그들은 산모가 무통 주사를 거부하고, 분만용 침대 밖에서 출산하겠다고 요구하면 적잖이 당황합니다. 제가 말하는 '의료 개입 없는 출산'은 지속적으로 태아 심박수를 모니터링하거나 정맥 주사를 맞지 않고, 대신 진통 도중 마음대로 먹고, 그 모든 출산 과정에서 자유롭게 움직이는 방식을 의미합니다. 이러한 출산 방식은 보통 의료진의 교육과정에는 포함돼 있지 않습니다. 정말 심각한 구조적 문제입니다.

저는 출산하는 산모와 아기의 안전이 가장 중요하다고 생각합니다. 산모와 아기의 정서적 안정과 건강 또한 매우 중요하다고 믿습니다. 하지만 이러한 정서적인 부분들은 종종 무시되곤 합니다. 전인적인 돌봄 방식은 산후 우울증의 발생 빈도를 줄여주는 것으로 밝혀졌습니다. 아마도 많은 의료 기관이 자신들이 정해 놓은 틀에 갇혀 있기 때문에 이러한 개념을 잘 이해하지 못하는 듯 여겨집니다.

2015년 미국마취통증의학회American Society of Anesthesiologists에서 가벼운 음식 섭취가 진통 중에 도움이 된다는 의견을 발표했습니다. (수술로 외과적 출산을 계획 중인 사람들에게는 해당되지 않는 것 같습니다.) 출산 시 진통을 조절하기 위해 사용되는 마취 기술이 많이 발전하여 진통 중 음식 섭취에 대한 위험이 줄어들었습니다. 그러나 이러한 최근의 연구 결과와는 무관하게, 여전히 대부분의 병원에서는 얼음 조각 정도만 먹도록 허락합니다. 이것이야말로 근거 중심 의학이 항상 임상에서 활용되고 있지는 않다는 증거입니다.

여러분의 주치의가 될 의료진이 근거 중심 의학을 행하고 있는지, 혹은 여러분에게 맞는 의료진인지를 알아볼 수 있는 몇 가지 질문이 있습니다. (267쪽 '여러분에게 맞는 의료진 찾기'에 질문지를 별도로 수록해 놓았으니 복사해서 사용하세요.)

- 근거 중심 의료를 행하시나요?
- 임신, 진통, 출산에 대한 당신의 철학은 무엇인가요?
- 제왕 절개율이 얼마나 되나요? (낮을수록 좋습니다. 많은 사람들이 수술을 통한 출산을 피하고 싶어하니까요. 여러분이 수술을 계획하고 있다면 걱정할 필요가 없습니다. 제왕 절개율은 항상 높고, 대부분의 산과 의사들은 제왕 절개술 경험이 많습니다.)
- 특정 임신 주수가 넘으면 통상적으로 산모들에게 유도 분만을 권유하나요?
- 회음 절개 시술이 일반적인가요? (회음 절개는 회음부를 외과적으로 절개하는 것으로, 질 입구와 항문 사이의 부분을 더 넓혀 분만을 쉽게 하기 위해 행해집니다. 몇 년 전까지는 일상적인 시술이었으나 현재는 특별한 경우에만 실시합니다.)
- 양막을 인위적으로 터트리나요?
- 그 밖에 제가 미리 알아야 할 일상적인 의료 행위가 있나요?
- 제 출산 당시에 비번이라면 누가 제 아기를 받아 주나요?
- 둘라에 대해서 어떻게 생각하세요?
- 진통할 때 시간제한이 있나요?
- 신생아실에 아기를 보내지 않고 모자동실이 가능한가요?
- 이 병원은 아기/가족 친화적인가요?

나의 두 번째 출산

버디 일레인Birdie Elaine
헤이즐 마릴린Hazel Marilyn
2009년 3월 19일
병원에서 쌍둥이 출산

첫 번째 이란성 쌍둥이 버디와 헤이즐의 출산에 대해 들려드릴게요. 계획된 임신이긴 했지만, 이 일은 저에게 가장 충격적인 일이기도 했습니다. 저와 남편은 미아가 두 살이 됐을 때 아기 한 명을 더 낳기로 했습니다. 남편은 아들을 원했어요. 우리는 2008년 3월에 결혼했고 같은 해 7월에 임신을 했습니다. 그렇게 쉽게 임신을 했다니, 저는 참 축복받았다고 생각했습니다. 참으로 감사했습니다.

저는 정말 이번에는 꼭 가정 출산을 하고 싶었습니다. 조산사를 만나러 가기 전에 먼저 임신 확인을 위해 산과 의사를 방문하기로 했습니다. 임신 10주차에 병원에서 초음파 검사를 했습니다.

"한 명 맞죠?" 제가 그저 농담 삼아 한 말에, 의사는 "어머나, 둘이네요!"라고 말했습니다.

쌍둥이라구요? 세상에!! 충격은 금세 흥분으로 바뀌었습니다. 저는 남편 댄에게 전화를 했고, 그는 제가 장난치는 줄 알았대요.

그 후 우리는 어떻게 출산 계획을 세워야 할지 자신이 없어졌습니다. 정말 조금도 계획을 세울 수 없었습니다. 그래서 먼저 가정 출산을 도와줄 조산사를 찾아봤습니다. 그녀는 가정에서 출산할 수 있도록 기꺼이 도와주겠다고 말했지만, 저는 좀 걱정이 됐습니다. 저에게 있는 모든 선택지를 검토하고, 쌍둥이와 관련한 제반 위험 요소를 확인할 필요가 있었습니다. 이런! 내키지는 않았지만 어쩔 수 없이 가정 출산에 대한 마음을 접되, 가능한 한 약물을 쓰지 않고 자연스럽게 병원에서 출산하기로 결정했습니다. 우리는 수술실에서 저와 남편에게 도움을 줄 수 있는 최고의 둘라를 물색하고 다녔습니다. 뉴욕에서는 쌍둥이의 경우 수술실에서 낳는 것이 일반적인 절차입니다. 그 점은 썩 내키지 않았지만, 안전을 위한 조치이기 때문에 이해할 수 있었습니다. 저는 주치의에게 둘라가 수술실에 함께 들어갈 수 있는지 물었습니다. 주치의는 진통 중에는 함께 있어도 되지만 수술실에는 들어올 수 없다고 말했습니다. 주치의는 둘라에 대해서도 그다지 마음에 들어 하지 않았습니다. 저는 어쩔 수 없이 남편을 제1 보호자로 정해야 했어요.

또한 주치의는 질식 분만을 원할 경우 무통 주사를 하라고 강력하게 권했습니다. 임신 35주차가 됐을 때 주치의는 제 상태가 전반적으로 좋아 보인다고 말해주었습니다. 두 아이 모두 두정위(머리 정수리 부분이 아래쪽에 위치하여 출산 시 머리가 먼저 나오는 정상 자세)였습니다. 그녀는 쌍둥이의 경우 정확한 예측이 어려우며 며칠 이내, 또는 몇 주 이내에 진통이 시작될 수 있다고 말했습니다. 아기들의 무게 때문에 저에게는 줄곧 통증이 있었습니다. 당시 제 체중은 거의 18~22kg 증가한 상태였습니다. 저는 그 다음날 바로 진통이 시작될 것이라고는 전혀 생각지 못했습니다.

잠을 자다가 배가 살짝 아파 깼습니다. 처음에는 저녁에 먹었던 햄버거 때문이라고 생각했습니다. 남편도 분만 진통은 아니라고 확신했지요. 오전 7시쯤이었는데, 갑자기 진통이 규칙적으로 오기 시작했습니다. 처음부터 3분 간격이었습니다. 저는 즉시 병원에 가야 한다고 생각했습니다. 이번 출산도 첫아이 미아 때처럼 빨리 진행될까 봐 노심초사했습니다.

병원에서의 출산은 조산원의 경우와는 매우 달랐습니다. 이번에는 진행 상황을 체크한 뒤 입원을 했습니다. 자궁 경부가 대략 6~7cm 열려 있었던 것 같습니다. 의료진은 제 배에 띠를 둘러 지속적인 태아심박동 감시를 해야 했기 때문에 재빨리 무통 주사를 맞도록 했습니다. 덕분에 저는 침대 밖으로 움직일 수가 없었습니다. 수축이 있는 동안은 태동검사기를 떼고 싶었습니다. 무통 주사를 맞은 이후 진통이 느려졌습니다. 지금 생각해보니 무통 주사를 맞지 않았다면 훨씬 더 빨리 출산할 수 있었겠네요. 총 8시간가량 진통이 이어졌는데, 물론 이 정도도 꽤 빠른 편이었지요. 그날 분만을 맡은 당직 의사는 두 아이의 크기가 다르다는 이유로 제왕 절개를 권유했습니다. 저는 응급 상황에서만 수술하겠다고 말하며, 그 제안을 거절했습니다.

일단 경부가 다 열리자 의료진은 제 침대를 수술실로 옮겨갔습니다. 15분 정도 힘주기를 하자 오후 3시 6분에 버디가 아주 쉽게 나왔습니다. 그 후 의사가 제 배를 압박하며 밀었고, 3시 12분에 헤이즐이 나왔습니다. 헤이즐은 얼굴을 위쪽으로 향한 채 나왔습니다. 저는 곧바로 두 아기를 조심스럽게 안았습니다. 쌍둥이들은 35주 3일 만에 세상 밖으로 나왔지만 건강에는 아무런 문제가 없었습니다. 헤이즐은 2.9kg, 버디는 아주 작은 2.5kg였습니다. 처음 며칠간은 어리둥절했습니다. 세상에, 내가 쌍둥이를 낳았다니! 저는 아이들이 너무 사랑스러웠고, 두 아이 모두 건강히 자연 출산을 할 수 있어서 매우 감사했습니다. 그렇지만 병원 출산이 정말 끔찍했다는 사실은 고백하고 싶습니다. 저는 많이 불안했고 그로 인해 진통의 강도가 더 세졌던 것 같습니다. 이때의 경험을 통해 둘라가 되어야겠다고 마음먹었습니다. 쌍둥이도 가정에서 (의료 개입 없이) 자연 출산할 수 있다는 사실도 알게 됐습니다(물론 모든 경우에 다 가능한 것은 아닙니다). 저는 몇 년 뒤에 두 번째 쌍둥이 덕분에 저에게 그 기회가 다시 올 것이라고는 전혀 생각지 못했습니다.

세 개의 'P'

세 개의 'P', 즉 방침Policies, 절차Procedures, 정책Politics을 알아두세요. 임신에 대한 이해가 넓어지고 자신감 있는 출산을 하는 데 도움이 됩니다.

어디에서 아기를 낳을지를 결정할 때 먼저 그곳의 '방침'을 고려해야 합니다. 병원과 조산원은 그들만의 방침에 따른 규약이 있고, 그 방침은 여러분에게도 적용되기 때문입니다. 예를 들어, 뉴욕에서는 1인실을 사용해야만 보호자와 한방에 있을 수 있다는 사실을 의외로 많은 산모들이 모르고 있습니다. 1인실은 사용료가 매우 비싸고, 사전에 예약된 경우가 많습니다. 이런 내용을 미리 알아둔다면 나중에 당황하지 않을 것입니다.

임신 기간과 출산할 때의 절차에는 기본으로 행해지는 산전 검사와 추가 검사, 출산 중의 의료 개입, 신생아 처치 등이 있습니다.

임신 기간 동안 받을 수 있는 가장 최신의 산전 검사에 대해 조사해 보세요. 이런 검사들 중 상당수는 필수가 아닌 선택이며, 어떤 검사의 경우 의료진이 강력히 권하기도 합니다. 부디 그런 검사의 장단점을 잘 따져보고 여러분과 아기에게 무엇이 최선일지 결정하십시오. 다시 말하지만 침습적인 시술의 경우, 많이 알아볼수록 좋습니다. 출산 교실에 참여해서 진통 중에 행해지는 침습적인 처치에 대해 미리 알아두세요. 어떤 경우는 여러분과 아기의 안전을 위해서 꼭 필요하지만, 그저 선택 사항인 경우도 있습니다. "해도 괜찮을까요?", "아기에게 문제가 없을까요?", 그리고 "저에게 생각할 시간을 좀 주시겠어요?"라고 언제든지 물어볼 수 있습니다. 지역마다 아기들이 반드시 받아야 하는 처치들이 있습니다. 예를 들어, 많은 병원에서 신생아에게 비타민 K 제제를 의무적으로 주사하고 있습니다. 신생아는 태어날 때 비타민 K가 부족하기 때문인데, 비타민 K는 출혈 예방에 중요한 역할을 합니다. 항생제 안연고 도포 역시 의무 사항인데, 산모로부터 신생아에게 감염성 질환이 전파되는 것을 예방하기 위해서입니다. 여러분이 거주하는 지역에서 신생아에게 기본적으로 행해지는 처치는 무엇인가요? 여러분은 그 가운데서 무엇을 선택할 수 있나요? 장단점은 무엇인가요? 이 모든 것에 대해 잘 알게 되면, 여러분은 여러분의 아기를 위해 올바른 선택을 할 수 있는 힘을 갖게 됩니다.

출산 정책은 우리 사회와 문화가 출산에 대해서 어떻게 보고 느끼는지와 관련되어 있습니다. 우리는 사람들의 선택에 대해 판단을 하려는 경향이 있습니다. 당신은 너무 말랐어요. 혹은 당신은 너무 뚱뚱해요. 당신은 그것을 마시거나 먹어서는 안 될 거예요. 무통 주사 없이 출산을 하다니 그건 미친 짓이에요! 예시를 더 들어야 할까요? 미디어는 우리에게 출산에 대한 두려움을 심어줍니다. 그러한 두려움은 의료 산업과 제약 회사에 이득을 가져다줍니다. 왜냐하면 필요도 없는 것들을 우리가 찾게끔 만드니까요. 두려움이 커질수록 필요 이상으로 많은 산전 검사를 하고, 더 자주 초음파를 보고, 더 자주 의사의 진료를 받으러 가게 됩니다.

출산에 관한 이 세 가지 'P'를 참고해서 제대로 방향을 잡아가면, 여러분에게 꼭 맞고 여러분이 선호하는 출산 조건과 환경을 발견할 수 있습니다. 집, 조산원, 병원 또는 여러분이 편안하게 느끼는 곳은 어디든지 말입니다.

출산 방법 선택과 출산 교실

출산을 앞둔 모든 이들과 이들의 배우자는 출산 준비 교실에 참여하기를 적극 권장합니다. 어떤 선택지가 있는지 잘 알아야 그중에서 결정을 할 수 있습니다. 만약 여러분이 어떤 선택을 할 수 있는지 모른다면, 아무것도 얻을 수 없습니다! 출산 둘라로서 저는 그러한 과정을 스스로 배우려 하지 않는 산모들을 돕기가 꺼려집니다. 저는 그저 둘라일 뿐입니다. 제가 그들을 대신해서 출산해 줄 수는 없잖아요.

여러분이 무엇을 기대할 수 있는지 기본적인 내용은 알고 있어야 합니다. 그렇지 않으면 너무나 힘든 과정인 출산이 시작되고 나서야 갈피를 못 잡고 당황해하는 자신을 발견할 겁니다. 자, 이제 여러분이 출산 교실에 참석해야 하는 아주 중요한 이유를 알려드렸습니다. 그렇다면 어떤 수업을 들어야 할까요?

출산 교실을 선택하기 전에 먼저 여러분이 직접 수업에 참가해보길 바랍니다. 여러분과 비슷한 시기에 임신을 한 사람들을 만나는 것은 정말 좋은 일입니다. 그곳에서 평생 친구를 사귀어야 되는 것도 아니니, 부담 가질 필요는 없습니다.

제 남편은 처음 보는 사람들에게 마사지를 해주고, 바닥에서 뒹굴어야 한다면서 매우 걱정했습니다. 물론 그런 일은 없었답니다. 오히려 저에게는 너무 바쁜 일상에서 잠시 여유를 갖고 임신을 했다는 사실에 오롯이 집중할 수 있는 시간이어서 정말 좋았습니다. 짙은 부정적 생각을 떨쳐버리는 데에도 도움이 됩니다. 출산 교실 수강은 임신 32주 이후라면 언제든지 좋습니다. 너무 일찍 수업을 들으면 지혜로 가득 찬 핵심을 잊어버릴 수도 있으니까요.

선택할 수 있는 출산 교실의 종류는 다양합니다. 인터넷에 검색해보거나 주변 지인들에게 물어보고, 가까운 곳에서 진행되는 수업을 찾아보세요. 여러분의 주치의나 조산사가 직접 산모 교실을 진행할 수도 있습니다. 그러나 병원에서 주최하는 출산 교실은 자신들의 방침을 홍보해서 이를 잘 따르는 산모가 되도록 편향될 수도 있습니다.

그렇다면 여러분께 꼭 맞는 출산 교실은 어떻게 찾을 수 있을까요? 먼저, 어떤 출산을 원하는지 스스로 질문해보세요.

- 강한 진통을 견뎌내기 위해 어떤 방법을 사용할 계획인가요?
- 제왕 절개술을 고려 중인가요?
- 출산 때 적극적으로 도와줄 배우자가 있나요?
- 병원에서 출산을 원하시나요?
- 아니면 집에서 낳을 계획인가요?

이런 질문은 출산 교실을 선택하는 데 도움이 될 것입니다.

브래들리 자연 출산법

브래들리 방법은 출산을 자연스러운 과정으로 보며, 의료 개입 없는 출산에 대해 깨우쳐 줍니다. 여러분의 배우자는 출산의 코치이며 분만 진통 시 아주 의지가 되는 서포터입니다. 이 방법은 건강한 식사와 호흡, 운동, 이완, 그리고 교육을 강조합니다. 흥미로운 사실 한 가지 알려 드릴게요. 제가 어렸을 때 어머니는 브래들리 출산법 강사였어요. 그래서 저희 집 거실에서는 예비 부모들을 위한 교육이 이루어졌어요. 저는 두 살 무렵부터 자궁이 무엇인지 알았답니다.

히프노버딩

히프노버딩의 철학은 인간은 본래 상대적으로 쉽게 출산하도록 돼 있으며, 고통의 원인은 다름 아닌 두려움이라고 설명합니다. 이러한 개념은 두려워하는 대신 이완하도록 해줍니다. 히프노버딩은 시각화, 긍정, 자기 최면 음원 등을 이용합니다. 히프노버딩의 이완 기법은 예기치 못한 (혹은 계획된) 제왕 절개 상황에서도 어마어마한 효과가 있습니다.

라마즈 출산법

1940년대에 프랑스의 산과 의사 페르낭 라마즈Fernand Lamaze가 소개한 준비된 출산 기법으로, 오늘날 출산 교실에서 가장 많이 쓰이고 있습니다. 이 출산법은 진통을 견디는 방법과 편안해지는 방법, 이완, 자세, 마사지 등을 가르칩니다. 히-히-후. 히-히-후. 아쉽게도 현대식 라마즈 출산 교실에서는 라마즈의 상징과도 같은 이 호흡법을 더 이상 가르쳐주지 않습니다. 임신부와 진통 중인 산모에게 호흡 운동은 그 시간을 잘 견디게 해주는 훌륭한 방법인데 말입니다.

호흡은 진통 시 느끼는 통증에 대한 우리 몸의 자동 반사 반응입니다. 많은 요가 강사와 호흡 지도자들이 불안을 줄이기 위한 방법으로, 액티브 명상 기법의 호흡법을 이용한 워크숍을 개최하고 있습니다. 리듬감 있는 호흡법에 관심이 있다면, 온라인상에도 유용한 정보가 많이 있으니 참고하세요.

자연 출산 vs 의료 개입 없는 출산

자연 출산이라는 말은 진부한 표현입니다. 대신, '의료 개입 없는 출산'이라는 용어를 사용합시다. 저는 무통 주사를 맞거나, 제왕 절개 수술을 받는다고 해서 그것을 자연 출산이 아니라거나 비정상으로 간주하는 것이 싫습니다. 적어도, 이 책에서는 그렇지 않습니다!

캐리지하우스버스 출산 교육

제가 몸담고 있는 캐리지하우스버스에서는 출산에 관한 전반적인 정보를 제공합니다. 이곳에서는 다양한 출산 기법의 주요한 요소들을 아울러서 상당히 잘 설계된 교육과정을 제공합니다. 그리고 예비 부모들의 각각 상황에 맞도록 출산을 정상화하겠다는 목표를 실천하고 있습니다.

다만, 여러분이 뉴욕에 살고 있지 않다면 이렇게 좋은 출산 교육에 직접 참여할 수 없다는 점이 단점입니다. 그러나 걱정하지 마세요! 가정에서 편하게 다운로드 받아 시청하면서 배우는 방법도 있습니다.

기타 특수 출산 교육

지금까지 언급한 교육 이외에도 특정 분야에 전문화된 교실들도 많이 있습니다. 예를 들어 성소수자 출산 교실, 가정 출산을 위한 준비 교실, 아는 만큼 출산하기('출산 깊이 파헤치기'), 쌍둥이 준비 교실(저는 '쌍둥이 마법'이라는 이름의 수업을 가르치고 있습니다.), 브이백 준비 교실, 임산부 요가 수업, 그 밖에도 수많은 강좌가 있습니다.

자, 이제 출산 교실을 등록하고, 마음의 준비를 해 보세요. 여러분은 출산 여정 동안 여러분과 아기를 위해 제대로 된 결정을 할 수 있을 것입니다. 여러분은 기가 막히게 훌륭한 출산에 한 발짝 더 가까워진 겁니다!

출산 선호 목록 만들기

아마 이미 눈치채셨겠지만, 저는 이번 장에서 '출산 계획'이라는 말 대신에 '출산 선호 목록'이라는 표현을 사용하고 있습니다. 우리는 출산이 희망하는 특정 방향으로 전개되기를 바라지만, 실제로는 어떻게 펼쳐질지 완벽하게 계획할 수 없습니다. 다시 말해, 우리는 모든 '만약에'들을 염두에 두고 가능한 많은 것을 계획해야 합니다. 여러분이 생각하는 가장 우선순위부터 시작하는 것이 좋습니다. 짧고 단순하게 하세요. 여러분과 출산을 도와줄 서포트 팀원 간에 서로 마음이 잘 맞으려면 여러분의 선호 사항에 대해 함께 토론하며 목록을 만들어 나가는 것이 좋겠습니다.

안타깝게도 출산을 앞둔 가족이 출산 계획서를 작성해서 병원 의료진에게 제출하면 그들로부터 눈총을 받는 경우가 많습니다. 그들은 깊이 생각하지도 않고 그저 대충 훑어볼 뿐입니다. 심지어 진통 중인 산모 앞에서 출산 계획서를 손에 든 채, "제왕 절개 동의서야"라고 비꼬거나 쑥덕거릴지도 모릅니다. 또, 그 가족이 고집불통에 방어적 태도를 취할 뿐이라고 생각할 수도 있습니다. 이런 모든 것에 개의치 마세요. 모든 가능성을 열어두고 그러한 상황에 부딪혔을 때 여러분의 기분이 어떠할지 알아야 합니다. 수많은 '만약에'를 미리 생각해두지 않는다면 전혀 예상치 못한 충격적인 출산을 경험할 수 있습니다. 만약 여러분이 가장 두려워하는 것이 수술이라면 가족 친화적 방식으로 제왕 절개를 하는 기관을 찾아보세요. 그리고 수술이 꼭 필요한 상황이라면 여러분이 어떤 선택을 할 수 있는지 알아보세요. 무엇이 여러분을 불편하게 만드는지도 곰곰이 생각해보세요. 그래야만 그 불편한 것에서 빠져나올 수 있고 긍정적인 출산이 가능합니다. 출산하는 사람은 바로 여러분이며, 여러분은 소비자이기도 합니다.

출산에 대해

세상에는 출산이 '하나의 선line'이라는 잘못된 믿음이 있습니다. 제어가 가능하면서도, 항상 동일하게 적용되는 표식과 시간제한이 있는 물리적인 선 말입니다. 이러한 인식의 문제점은 바로 흑백 논리를 이상적인 세계로 여긴다는 점입니다. 그 세계에서는 개선을 필요로 하는 문제가 끊임없이 존재하고, 완벽함이 목표입니다. 출산이라는 그 독특한 여정은 단순히 A지점에서 B지점으로 가는 직선이 아닙니다. 오히려 출산은 시계 속의 수많은 톱니바퀴가 맞물려 있듯 신체적, 정신적, 감정적, 영적인 부분들이 서로서로 연결되어 있다고 볼 수 있습니다. 그리고 그 속에서 우리는 각자의 삶을 영위해가는 것입니다.

- 엘리자베스 바흐너Elizabeth Bachner, 조산사, 우아한 출산GraceFull Birth의 대표

배 안의 작은 아기가 창문을 통해 이 세상으로 나오든, 문을 통해서 나오든, 여러분은 자신을 위한 긍정적인 방식으로 출산할 자격이 충분히 있습니다.

가족 친화적 제왕 절개

가족 친화적 제왕 절개는 수술 중에도 자연 출산 때와 비슷한 경험을 할 수 있도록 의료진이 돕는 방식을 말합니다. 이 방식은 (산모와 아기의) 즉각적인 피부 접촉, 고요한 출산 환경, 탯줄 천천히 자르기, 부모가 원할 시 즉시 모유 수유하기 등 가족들의 몇 가지 요구를 받아들여 시작됐습니다.

제 산모 중에는 이제껏 보지 못한 아주 엄격한 출산 선호 목록을 작성해 오신 분이 있었습니다. 그 산모는 심지어 일부 요구 사항에 대해 병원 관계자들로부터 확인 서명까지 받아놓았습니다. 그 산모는 자신이 원하는 바가 받아들여지고 존중받기 원한다는 사실을 의료진에게 계속 알렸습니다. 출산은 정말 아름답게 진행됐고, 모든 의료진과 병원 관계자가 그녀의 요구를 정중히 받아들였습니다. 산모의 바람이 우선시되고 희망을 성사시키기 위해서 출산 선호 목록이 아주 중요하다는 사실을 보여주는 순간이었습니다.

출산 선호 목록에 포함시켜야 할 내용

출산 선호 목록을 만들기 전에 제일 먼저 해야 할 일은 여러분이 출산할 장소에서 기준이 되는 모든 방침과 절차에 대해 알아보는 것입니다. 의료진과 이러한 방침에 대해 의논해보세요. 그래야 충분히 제대로 알고 준비할 수 있습니다. 제 산모 중에는 처음에 출산을 계획했던 병원이 아닌, 자신의 요구 사항을 더 잘 수용해주는 병원을 찾아 옮겨간 사례도 있습니다. 예를 들어 여러분은 의료 개입이 없는 수중 출산을 원하는데, 병원 분만실에는 여러분의 의견을 수용할 만한 시설이 없을 수도 있습니다. 여러분이 출산할 곳의 시설과 방침 등은 어떠한지

출산 선호 목록 작성에 대해

여러분이 선호하는 출산 조건을 적어보는 것은 두 가지 측면에서 자신을 사랑하는 방식이라고 할 수 있습니다. 또한 종이 위에 여러분이 원하는 바를 마음껏 적어볼 수 있는 기회이기도 합니다. 첫 번째로, 만약에 여러분이 출산할 때 아무런 제약 없이 원하는 모든 것을 할 수 있다면 그것은 어떤 출산일까요? 그리고 두 번째, 만약 여러분에게 의료 개입이 필요하다면 여러분에게 가장 중요한 열 가지는 무엇인가요? 자, 이제 제가 가장 좋아하는 부분입니다. 일단 여러분에게 가장 이상적인 출산 선호 목록을 완성했다면, 당장 그 종이에 불을 붙여보세요. 제 말은 여러분이 원하는 대로 출산할 수 없다는 뜻이 아닙니다. 여러분에게는 희망하는 바대로 출산할 자격이 충분히 있습니다. 단, 출산 상황은 융통성 있게 진행되어야 합니다. 여러분의 출산 선호 목록은 특별한 출산 이야기로 만들어진 옷감의 한 가닥 실과 같습니다. 이 한 가닥의 실을 시작으로 이제 여러분은 자신을 위한 선택을 할 수 있습니다. 그리고 출산 서포트 팀 역시 여러분이 무엇을 원하는지 이해하게 되고 나중에는 여러분이 애초부터 원했던 것을 상기시켜 주면서 흔들리지 않고 중심을 잡을 수 있도록 도와줄 것입니다.

- 사만다 허긴스Samantha Huggins, 캐리지하우스버스 출산 준비 교실 공동 대표 겸 강사

파악해보세요.

이제, 누구를 초대할지 정해야 합니다. 여러분의 출산을 도와줄 서포트 팀에 배우자, 출산 둘라, 친구, 가족이 들어 있습니까? 출산 시에는 몇 명까지 출입이 가능한지 의료진에게 반드시 확인해야 합니다. 의료진이 출산을 도와줄 둘라가 함께 있는 것을 허용하지 않는다면 좋지 않은 신호입니다. 다른 병원으로 옮겨가기에 늦은 시기는 없습니다. 늦었다 하더라도, 일단 시도해 보세요!

모든 사람들이 토론하기 좋아하는 주제가 있습니다. 무통 주사를 맞을 것인가 안 맞을 것인가? 여러분은 무엇을 위해 진통을 감내하려고 하나요? 제가 무엇을 싫어하는지 여러분은 이미 다 알고 있으니, 이 문제는 빨리 짚고 넘어가겠습니다. 저는 의사 그리고/또는 간호사들이 무통 주사를 맞히려고 산모에게 겁을 주는 행위를 혐오(네, 강한 표현이죠. 저도 압니다)합니다. 그들은 이런 식으로 조롱합니다. "지금이 아픈 것 같죠? 그런데 앞으로는 더 고통스러울 거예요.", "무통 주사를 안 맞았다고 해서 금메달을 목에 걸어 줄 사람은 아무도 없어요." 대다수의 제 산모들은 모두 성인입니다. 그들 모두 병원에서 무통 주사를 맞을 수 있다는 것을 압니다. 이탈리안 레스토랑에서는 당연히 파스타를 판매한다는 사실을 모두 아는 것처럼요. 여러분이 원하면 언제든지 무통 주사를 요구할 수 있습니다. 또는 무통 주사의 도움 없이 출산할 수도 있습니다. 진통을 견뎌내기 위해 여러분이 어떤 선택을 하든지, 의료진과 서포트 팀에게 여러분의 출산 요구 사항을 반드시 알리고 공유해야 합니다.

제 산모들 중 상당수는 무통 주사가 필요한 상황이 되면 '수박', '우주선', '오토바이' 등 일종의 암호를 즐겨 사용합니다. 저는 산모가 진통 중에 이 단어를 말하면, 가능한 빨리 마취전문의를 불러야 한다는 신호로 알아들었습니다. 이런 신호를 통해 산모는 원하는 것은 무엇이든 자유롭게 말할 수 있으며, 동시에 출산을 도와주는 팀원은 산모의 요청을 진지하게 받아들일 수 있습니다.

여러분의 출산 장소가 어디냐에 따라 진통 중에 아기를 모니터링 하는 방식도 달라집니다. 가정이나 조산원에서 출산한다면 이동식 소형 도플러 초음파 장비를 이용해 아기의 심박수를 주기적으로 모니터합니다. 산모는 모니터 중에도 자유롭게 움직일 수 있습니다. 병원에서는 전자 태아 심박동 감시 장치가 아기의 이상 유무를 확인하는 일차적인 방법입니다. 많은 병원이 태아 심박동을 지속적으로 모니터링 합니다만, 간헐적으로 모니터링 하는 곳도 있습니다. 지속적인 모니터링을 위해 산모의 이동을 제한하기 때문에 짐볼을 가지고 가서 앉아 있는 것을 고려해 보세요(141쪽에 그 이유를 설명하고 있습니다). 무선 모니터링 장치가 있는 병원도 일부 있지만 안타깝게도 그리 보편적이지는 않습니다.

가정이나 조산원에서 출산할 경우 산모는 좋아하는 음료를 마시면서 수분을 보충합니다. 조산사나 의사는 의학적으로 필요한 경우에만 정맥 주사를 놓습니다. 일부 병원에서는 의례적으로 탈수 예방을 위해 미리 정맥 주사를 놓기도 합니다. 응급 상황이 발생할 경우 의료진이 즉시 약물을 투여할 수 있도록 사전 조치를 취해둔 것이기도 합니다. 여러분이 의료 개입 없는 출산을 원하고 진통 중에 자유롭게 움직이고 싶다면 헤파린락을 요청해도 됩니다. 아예 정맥 주사를 맞지 않겠다고 요구할 수도 있습니다. 그러나 그로 인한 불이익이 있을 수도 있으니 여러분이 다니는 병원의 방침이 무엇인지 미리 확인해보아야 합니다. 고위험 임신부가 아닌 이상 여러분의 몸은 여러분의 선택에 달려 있습니다.

헤파린락Hep-lock

헤파린락은 정맥 주사를 위해 꽂아 놓은 관에 생리 식염수를 주입해 사용한 뒤, 나중에 필요할 때를 대비해서 뚜껑을 씌워 막아 놓는 것을 일컫습니다.

스쿼트 바Squat Bar

출산 바라고도 불리는 이 스쿼트 바는 분만 침대에 붙어 있어 쉽게 스쿼트 자세를 할 수 있도록 해줍니다. 스쿼트 동작 시 골반 벌리기 자세와 중력이 아기를 밀어내는 과정에서 도움이 됩니다.

출산 중 의료 개입은 산모의 진통이 어떻게 흘러가느냐에 따라 필요할 수도, 필요치 않을 수도 있으며, 개입의 양상도 달라질 수 있습니다. 어떤 의료진은 의학적으로 필요하지 않는 이상 출산 과정에 개입하지 않는다는 관조적인 태도를 취하기도 합니다. 개인적으로 더 많은 의료진이 이러한 방식으로 접근하기를 희망합니다. 2017년 미국산부인과학회에서는 진통과 출산 중에 의료 개입을 제한하는 접근법에 관한 연구를 한 적이 있습니다. 이 연구는 산모가 임신 중 건강했으며 저위험군일 경우, 의료진의 개입을 최소화하는 불간섭주의 접근법을 취하도록 설계됐습니다. 그 결과, 분만 진통 중에 1대1로 꾸준히 정서적 지지를 받은 경우 의료 개입의 필요성이 적었고, 훨씬 좋은 결과가 있었다고 합니다. 강압적이고 거친 출산 팀원들에게는 소리를 지르세요. 여러분의 배우자이건, 간호사이건, 둘라이건 말이에요. 아아아아아악!

진통 중 의료 개입

진통 중 의료 개입은 의료진이 진통이나 출산 과정에서 도움을 주거나 개입하는 행위를 말합니다. 흔한 의료 개입으로는 양막 터트리기, 촉진제 사용, 유도 분만, 무통 주사, 지속적인 태아 모니터링, 회음부 절개, 제왕 절개 등이 있습니다. 모든 의료 개입이 의학적으로 반드시 필요한 것은 아니라는 사실을 기억하세요. 많은 의료진이 유도 분만을 계획하는데, 그 이유 중 상당수는 시간을 잘 활용하기 위해서, 또는 너무 많은 환자 때문이기도 합니다. 주변에서 흔하게 이뤄지는 의료 개입에 대해 여러분은 어떻게 생각하는지 스스로 묻고, 출산 선호 목록에 표현해보세요.

여러분이 배 속의 아기를 밀어내려고 힘주는 장면을 상상해 보았나요? 옆에서 가르쳐주는 대로 잘 따라하고 있나요? 아니면 여러분의 몸이 보내는 신호에 더 잘 따르고 있나요? 저는 우리가 상상할 수 있는 거의 모든 자세에서 아기가 태어나는 현장을 늘 보아왔습니다. 산모마다 편하게 느끼는 자세가 다르니까요. 만약 무통 주사를 맞는다면 여러분이 선택할 수 있는 출산 자세는 병원 침대로 제한된다는 사실, 기억하세요.

탯줄을 늦게 자를 수 있다는 사실을 알고 계셨나요? 이는 탯줄의 맥박이 멈출 때까지 탯줄을 자르지 않는 것을 의미합니다. 연구에 따르면, 아기가 나온 후 3분가량 지나서 탯줄을 자르는 경우 아기는 더 많은 철분을 공급받을 수 있어 빈혈 예방에 도움이 된다고 합니다. 여러분의 출산 요구 조건에 탯줄을 천천히 자르겠다고 요청해보세요. 대부분의 병원에서 탯줄의 맥박이 멈출 때까지 몇 분간 기다려 줍니다. 가정에서 출산할 경우 여러분이 원하는 만큼 기다리면 됩니다.

질식 분만이 됐건 제왕 절개가 됐건, 아기가 어떤 식으로 세상에 나오든 상관없습니다. 그저 아기가 건강하고 호흡을 잘 한다면 아기와의 피부 접촉을 요청하세요. 질식 분만을 했을 경우 이러한 피부 접촉 요구는 대부분 잘 받아들여집니다. 수술로 출산을 했다 하더라도 점점 더

진통에 대해

미디어가 만들어내는 이미지, 그리고 난자를 지니고 있는 몸과 그 능력을 두려워하는 문화 때문에 우리는 출산과 관련하여 공포, 고통 등 어두운 이미지를 먼저 떠올리기 쉽습니다. 부정적인 결과에 대한 안 좋은 이야기가 자주 퍼지기도 합니다. 도대체 이런 이야기는 어디에서부터 어떻게 시작된 것일까요? 정말로 누구의 이야기일까요? 엄마? 할머니? 이웃? 친구? 자매? 가만히 앉아서 이상적인 출산에 대해 차분히 생각해보기란 쉽지 않습니다. 이것은 어느 정도의 용기를 필요로 하는 자기 사랑의 행위입니다. 먼저 그 부정적인 이야기들부터 극복해야 합니다. 아주 작은 것부터 시작하세요. 희망을 품으세요. 희망이 있다면 우리에게는 가능성이 있습니다. 우리가 작은 희망을 품을 수 있다면 문틈으로 한 줄기 빛이 비출 것입니다. 자, 이제 마음의 문을 열고 꿈을 꾸세요. 평화로움을 상상해보세요. 진통이 진행되는 사이사이에 여러분이 무엇을 할지 상상해보세요. 잠을 잘까요? 숨을 크게 내쉴 건가요? 여러분의 몸이 부드럽게 이완되며 자유로워졌나요? 진통을 경감시키기 위해 내면의 힘을 이용할 수 있나요?

- 사만다 허긴스, 캐리지하우스버스 출산 준비 교실 공동 대표 겸 강사

많은 병원에서 이러한 요청 사항을 들어주고 있는데, 수술 역시도 출산이고 거룩한 과정이기 때문입니다.

연꽃 출산Lotus Birth

연꽃 출산, 또는 탯줄 자르지 않기는 아기가 태어난 후, 가족들이 탯줄을 자르지 않고 아기의 몸에서 자연스럽게 탯줄이 떨어질 때까지 기다리는 것을 말합니다.

피부 접촉

신생아와의 피부 접촉은 아기의 체온을 안정적으로 유지하고, 혈당을 조절해주며, 모유 수유가 가능하도록 돕고, 안정감을 주며, 유대감을 증진시켜주는 등 여러 장점이 있습니다.

비타민 K 주사

신생아기에 적정량의 비타민 K는 비타민 K 결핍성 출혈을 예방하는 데 아주 중요합니다. 비타민 K 결핍은, 매우 드물긴 하지만 생명을 위협할 수도 있는 제어 불가능한 출혈, 특히 뇌의 출혈을 일으킬 수 있습니다. 비타민 K는 출산 직후에 바로 주사합니다.

가족 친화적 제왕 절개, '존중 받는 제왕 절개'라고도 불리는 이 방법은 피부 접촉을 요구하는 소비자들이 많아지면서 점점 더 흔해지고 있습니다. 여러분이 피부 접촉을 할 수 없거나 원하지 않을 경우 배우자가 대신할 수도 있습니다. 저는 배우자들에게 맨가슴에 아기를 바로 안을 수 있도록 쉽게 벗을 수 있는 윗옷을 입어 달라고 권합니다.

미국에서 신생아 처치는 주마다 다 다릅니다. 가정 출산을 하는 경우 이러한 처치들을 뒤로 미루거나 거절하는 등 더 융통성 있게 대처할 수 있습니다. 만약 병원이라면 저는 산모들에게 아기 체중과 키 재기, 주사 맞기 등의 처치를 하기 전에 충분히 피부 접촉을 하라고 격려합니다. 미국 대부분의 병원에서는 일반적으로 성 매개성 질환으로 인한 신생아 안질환을 예방하기 위해서 항생제의 일종인 에리트로마이신 연고를 눈에 도포해 줍니다. 또한 출생 직후 아기에게 비타민 K를 주사합니다. 저는 작은 제 아기를 가슴에 꼭 끌어안고 즉시 모유 수유를 하여 달랠 때까지는 그러한 처치들을 미루었습니다. 일부 병원에서는 비타민 K를 경구로 투여하기도 하지만 흔하지 않습니다. 그 후에 아기들의 체중을 재고, 신체 계측을 하고 발도장을 찍습니다.

포경 수술은 미국에서 큰 논쟁거리입니다. 할까요, 말까요? 여러분 스스로 잘 알아보시길 추천합니다. 시술 영상을 한번 보세요. 충분히 잘 알아보고 결정하시기 바랍니다.

출산 선호 목록 예시

- 이름
- 배우자(참여가 가능한 경우)
- 예정일, 유도 분만이나 제왕 절개 계획 날짜
- 의료진
- 출산할 곳
- 출산을 도와줄 서포트 팀원
- 통증 조절을 위한 계획

- 아기 상태를 확인하는 선호 방법
- 정맥 주사/헤파린락에 대한 선호 여부
- 의료 개입 선호 여부
- 힘주기 자세 및 방법
- 탯줄 지연 절단 선호 여부
- 아기와의 피부 접촉 선호 여부
- 신생아 처치 선호 여부
- 아기의 수유 계획
- 의학적으로 유도 분만이 필요할 경우의 요구 사항
- 제왕 절개술이 필요할 경우의 요구 사항(둘라가 함께 들어갈 수 있는 지, 투명한 수술 포를 원하는지 등. 169쪽 참조)
- 손을 묶지 않기를 원하는지(대부분의 병원에서 마취하는 동안 일어날 수 있는 예상치 못한 반응으로부터 여러분을 보호하기 위해 팔을 끈으로 묶어 고정시킵니다)
- 가정 출산을 하다가 병원으로 이송될 경우의 요구 사항

산모마다 편하게
느끼는 자세가 다르니까요.

과거의 정신적 상처 극복하기

사전 경고: 이 부분은 성폭행과 관련된 내용이 포함돼 있습니다.

첫 임신을 하기 전에 저는 과거의 성폭행 피해 경험이 다시 떠오르고, 아주 충격적인 출산 경험으로까지 이어질 것이라고는 전혀 생각하지 못했습니다.

저는 이나 메이 개스킨의 책을 읽고, 출산 관련 다큐멘터리와 영상도 보고, 남편과 함께 출산 교실을 다녔고, 정말 훌륭한 둘라를 고용했습니다. 그리고 제가 어떤 선택을 할 수 있을지 알기 위해 근거 중심 의학에 대해 많은 공부를 하면서 스스로 충분히 준비했다고 생각했습니다.

저는 그 끔찍한 상처를 마음 깊이 묻어두고, 앞으로 시작될 저의 아름다운 출산 여정에 그 상처가 영향을 주지 않을 것이라고 믿었습니다. 아기를 낳을 제 몸의 능력을 믿었습니다. 매일 아기들이 태어나고 있습니다.

우리는 모두 누군가에게서 태어났습니다. 혼자가 아니라는 사실에 제 마음은 편안해졌습니다. 이제 와서 생각해보니 출산이 신체적, 감정적으로 얼마나 강력한 충격을 미치는지 제가 너무나 과소평가했음을 깨닫게 됩니다.

스물세 살 때 저는 모르는 사람으로부터 성폭행을 당했습니다. 성폭행 당하는 동안 저는 제 몸으로부터 분리되어 제가 당하는 모습을 위에서 내려다보았어요. 그것이 바로 제가 살아남은 방법이었습니다. 저는 참여 치료를 받으며 극복할 수 있는 힘을 얻었고, 성폭해 피해자 상담가 교육을 받은 뒤 응급실에 온 피해자들을 지지하고 돕는 일을 했습니다. 외상 후 스트레스 장애와 불안을 치료하기 위해서도 많은 노력을 했습니다. 그리고 몇 년 뒤 첫 아이를 임신했습니다. 저는 출산과 성폭행 피해 사이에 어떤 연관성이 있으리라고는 전혀 생각하지 못했습니다.

임신 기간 동안 저에게는 감히 '쉽다'라고 할 만큼 아무런 문제가 없었습니다. 저는 임신처럼 출산도 똑같이 쉽게 풀리길 기도하고 바랐습니다. 하지만 출산 예정일이 다가오고 그냥 지나가면서 저는 극도로 불안해졌습니다. 미지에 대한 두려움과 부족한 통제력은 외상 후 스트레스 장애를 다시 불러오는 트리거가 되고 말았습니다.

저는 바보같이 이 문제를 혼자서 해결하려고 했고, 피마자유를 입안 가득히 털어 넣었습니다. 의료진이나 출산 서포트 팀과도 상의하지 않았습니다. 온라인상에서 정보를 찾으면서 마치 전문가가 된 듯한 착각에 빠졌습니다. 그중에서 피마자유가 장운동을 자극시키고 때로는 자궁 수축을 일으킬 수 있다는 내용을 읽었습니다. 엄청나게 많은 양의 피마자유를 들이켰지만 아무 일도 일어나지 않았습니다. 몇 시간 뒤에 조금 더 먹었습니다만, 역시 아무 일도 일어나지 않았습니다. 결국 포기하고 잠을 잤습니다(경고: 어떤 방식으로든 자연적인 방법으로 출산을 유도하려면 사전에 반드시 의료진과 상의해야 합니다. 그렇지 않으면 여러분과 아기가 위험에 처할 수도 있습니다.).

저는 몇 시간 뒤에 잠에서 깨어 화장실로 달려가 설사를 했습니다. 마치 몸속의 모든 것이 몽땅 다 변으로 나오는 기분이었습니다. 그리고 그때서야 자궁 수축이 매우 빠르고 강렬하며 3분 간격으로 진행 중임을 알았습니다.

곧 병원으로 출발했는데 가는 내내 저는 창밖으로 구토를 했습니다. 진통도 매우 잦고 강해졌습니다. 제 몸에 대한 통제력을 완전히 상실했던 당시의 느낌을 지금도 기억하고 있습니다. 마치 공격을 받는 듯한 기분이었습니다. 저는 다시 한 번 제 몸과 분리됐습니다. 입원실 천장에서 바라보았던 출산의 순간이 기억납니다. 제 인생에서 가장 중요하고, 전환점이 되는 그 사건에서 저는 그저 구경꾼에 불과했습니다.

제 몸에서 일어나는 일에 대해 아무것도 할 수 없다는 그 느낌은 성폭행을 당했을 때부터 생긴 불안을 불러오고 말았습니다. 과거의 충격이 언젠가 표면 위로 다시 떠오를 수 있다는 사실을 인정했더라면, 어쩌면 더 쉽게 출산했을지도 모릅니다. 과거의 상처에 대한 강한 부정은 충격을 받아들이고, 다시 앞으로 나아갈 수 있는 능력을 무디게 만들었습니다. 저는 수축이 올 때마다 제 몸에서 탈출하려고 애썼습니다. 힘을 주어 딸을 밀어낼 때는 몸이 마치 두 조각으로 쪼개져버리거나 죽을 것처럼 느껴졌습니다. 물론 그렇지 않았습니다. 저는 너무 큰 충격을 받았고 이 모든 과정에서 제 자신은 사라지고만 듯한 기분이었습니다.

갓 태어난 어린 딸에 대한 사랑이 저를 치유해주었습니다. 딸아이는 제가 상처로부터 도망치거나 숨는 대신 그 상처를 들여다보고 극복하게 해주었습니다. 또한 제가 충분히 성장하고, 아이를 낳을 수 있으며 새 생명을 기를 수 있는 훌륭하고 강한 '인간'이라는 사실을 일깨워 주었습니다. 저는 '희생자'에서 '생존자'로 성장할 수 있었습니다.

만약 여러분이 어떤 종류이건 성적 학대나 상처를 겪고 살아남았다면, 출산 전에 그 어두운 상황을 받아들이고, 어두움에서 빠져나오길 바랍니다.

어떻게 빠져나올지는 여러분 자신에게 달려 있습니다. 어떤 이들은 출산 서포트 팀원에게 털어놓으면서 위로 받기도 하고 반면에 조용한 명상을 통해서 이겨내는 분도 있습니다. 전문가의 도움을 받는 것도 고민하지 마세요. 여러분은 혼자가 아닙니다. 여러분 주변을 감싸줄 사랑의 빛이 늘 있다는 사실을 잊지 마세요.

DOULA'S GUIDE

to Empowering Your Birth

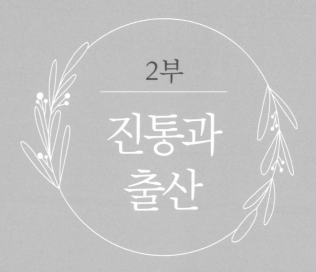

2부

진통과 출산

진통 준비물 및 도움이 되는 팁

드디어 여러분이 기다리고 기다리던 날이 왔습니다!

진통이 시작되면 매우 신이 나기도 하지만, 동시에 안절부절 못하기도 합니다. 어떤 이들은 임신 기간 내내 이날을 두려워했을 수도 있습니다. 제왕 절개 수술을 계획하고 있지 않는 한, 여러분은 진통의 과정을 겪게 될 것입니다.

진통할 때 필요한 준비물과 도움이 될 만한 팁이 있습니다. '여러분의 긍정적 마음가짐은 가장 중요한 준비물입니다.' 진통이 어떻게 펼쳐질지는 알 수 없지만 긍정적인 출산이 되도록 만들 수는 있습니다. 여러분에게는 그럴 힘이 있습니다. 그 사실을 잊지 마세요. 이제 그 밖의 준비물을 알아보겠습니다.

진통 준비물

초

분위기를 조성하는 것이 매우 중요합니다. 가정에서 출산한다면 고급스럽고 고풍스러운 초를 이용할 수 있습니다. 병원이나 조산원에서 출산할 경우 건전지로 작동되는 전자 초를 구입하는 편이 좋겠죠. 조도를 낮추고 분위기를 잡는 것만으로도 불안감을 훨씬 줄일 수 있습니다.

립밤

진통하는 중에는 끙끙 앓거나 숨을 헐떡거리기도 하고, 숨을 깊게 쉬기도 합니다. 이런 행동들로 인해 입술이 갈라지고 건조해지기 쉽습니다. 사람 몸에서 사람이 나오기 위해서 입술이 갈라질 필요는 없겠지요. 립밤을 가까이에 두고 배우자나 둘라에게 발라 달라고 하세요.

에센셜 오일

저는 집에서 에센셜 오일 디퓨저를 자주 사용합니다. 병원이나 조산원에서 출산한다면 한번 가져가 보세요. 라벤더는 주변 분위기를 차분하고 신선하게 만들어 주는 데 좋습니다. 제가 제일 좋아하는 출산용 에센셜 오일 조합은 라벤더, 클라리세이지, 프랑킨센스를 블렌딩한 것입니다.

속이 메슥거리거나 진통이 올 때, 혹은 기운이 없을 때는 페퍼민트를 종종 사용합니다. 디퓨저를 가져가기가 부담스럽다면 코에 뿌릴 수 있는 작은 흡입기를 구입해 주머니나 핸드백 속에 넣어 다니면 좋습니다. 흡입기는 제왕 절개를 할 때에도 많은 도움이 됩니다. 수술실 냄새가 여러분을 불안하게 만들고 두려움을 자극할 수도 있거든요. 임신 중에 는 특정 향을 이용하여 긍정적인 감정을 불러일으킬 수 있는 아로마 테 라피를 해보아도 좋습니다. 평소 여러분이 아주 기쁘거나 기분이 좋은 상태일 때마다 라벤더 향을 맡아보세요. 그리고 진통 중에 다시 라벤더 향기를 맡으면 예전에 느꼈던 기쁜 감정이 되살아나면서 편안해질 수 있습니다.

헤어밴드

만약 머리가 많이 길면 긴 머리가 얼굴에 흘러내리지 않도록 헤어밴 드를 사용하세요. 머리가 너무 길 때는 머리를 땋는 것이 더 좋은 방법 입니다.

부채 (또는 미니 선풍기)

부채는 진통하는 도중에 산모의 열을 식혀줄 수 있는 정말 유용한 도 구입니다. 특히 힘주기를 하며 후끈 달아오를 때 배우자에게 부채를 부 쳐 달라고 하세요. 저는 접었다 폈다 할 수 있는 종이부채를 제일 좋아 한답니다.

온열 패드

자궁 수축이 마치 생리통처럼 느껴지는 진통 초기에는 온열 패드가 도움이 될 수 있습니다. 아랫배를 지속적으로 따뜻하게 해주면 통증 경감에 상당한 도움이 됩니다. 허리 하부에 사용할 경우 진통 중 허리 통증을 덜어주는 데도 효과가 있습니다.

진통 에이드

충분한 수분 섭취를 위해서는 진통 에이드(진통 중 사용하는 에이드 음료)가 필요합니다. 초기 진통이 시작됐을 때 미리 만들어 보세요. 가정에서 출산한다면 냉장고에 큰 주전자 채로 넣어 두고, 병원에서 출산한다면 큰 물통에 담아 가져가세요.

신선한 레몬주스 1/3컵(80㎖)

꿀 1/3컵(80㎖)

소금 1/4티스푼

베이킹소다 1/4티스푼

칼슘·마그네슘 영양제 1~2정(가루로 부수거나 조각내서)

위의 모든 재료를 한꺼번에 넣고 물과 섞어 1L를 만든 뒤 시원하게 보관합니다.

마사지 오일

진통 중에는 누구의 손길도 여러분 몸에 닿는 것이 싫을 수 있습니다. 혹은 진통하는 내내 마사지를 받고 싶을 수도 있습니다. 어느 쪽

이든, 좋은 마사지 오일을 가지고 가세요. 아무 향이 없는 마사지 오일이나 아르니카 마사지 오일을 추천합니다. 아르니카는 근육통을 완화시켜주고 통증을 경감시킵니다. 그래서 진통 중인 산모에게 매우 좋습니다.

베개

병원에는 왜 항상 베개 수가 부족할까요? 병원이나 조산원에서 출산을 준비 중이라면 적어도 두 개 정도 여분의 베개를 가져가는 편이 좋습니다. 병원 베개와 헷갈리지 않도록 베개 커버는 문양이 있거나 밝은색이 좋습니다. 우습게 들릴지도 모르지만 신의 한 수가 될 수도 있습니다. 아기를 낳는 순간뿐 아니라 아기를 낳은 뒤에도 편안함은 중요하니까요.

간식

때때로 진통 시간이 길어지면서 고생할 수 있습니다. 빈속으로 마라톤을 할 수는 없잖아요. 출산을 도와줄 서포트 팀과 여러분이 먹을 간식을 준비해 가세요.

진통 중에 토할 수도 있기 때문에 산도가 높은 음식은 피하는 편이 좋습니다. 걸쭉한 죽이나 요구르트, 사과 퓌레, 과일(수박은 그중에서도 최고), 스무디, 아몬드 버터를 바른 바나나, 빙과류 등이 좋습니다. 진통 중에 먹고 싶은 생각이 없어도 괜찮습니다. 출산 직후에는 너무나 배가 고파 간식을 찾게 될 테니까요. 병원이나 조산원에서 진통할 때는 간식 섭취와 관련한 규칙도 미리 알아 두어야 합니다. 물과 얼음 조각 정도만 허용하는 곳도 있습니다. 물론 연구에 따르면 진통 중에 음식을 먹어도 매우 안전하다고 합니다.

행운의 물건(부적)

진통을 할 때 손바닥에 행운의 물건을 쥐고 있으면 진정이 되면서 위안을 받을 수 있습니다. 많은 사람들이 다양한 이유로 각자 행운의 물건을 고릅니다. 저는 마지막 임신 때 아주 큰 장미수정을 선택했습니다. 마치 사랑 한 조각을 손에 쥐고 있는 듯한 느낌이 들었어요. 그것을 손에 쥐고 있으면 진통이 심할 때에도 집중할 수 있었습니다. 표면이 매끈한 돌은 손에 쥐고 있기에 좋습니다.

그런 물건을 꽉 쥐고 있을 때 손바닥에서 느껴지는 압력에 집중하다 보면 강하게 몰려오는 진통의 파도를 잘 벗어날 수 있습니다. 여러분의 마음에 와 닿는 물건을 골라보세요.

저는 둘라로서 출산에 참여할 때 종종 손에 쥐고 있을 만한 특별한 돌멩이를 산모에게 가져다줍니다. 돌을 산모에게 건네주기 전에 먼저 그 안에 저의 긍정적인 에너지와 사랑을 가득 충전해둡니다. 저는 주로 사랑, 정서적 균형, 평화를 의미하는 장미수정을 고릅니다. 때때로 잘 다듬어진 말라카이트(공장석)를 가져가기도 합니다. 이 돌은 '조산사의 돌'이라고도 알려져 있는데, 사람들은 이 돌이 자궁 수축을 촉진시키고, 진통의 강도를 낮춰주며 진통하는 산모와 아기를 보호해준다고 믿기도 합니다.

작은 수건

뜨거운 물이나 얼음물에 넣어도 괜찮을 수건으로 준비합니다. 수축이 올 때 허리 아래쪽을 따뜻한 수건으로 눌러주면 굉장히 좋습니다. 차갑게 적신 수건은 밀어내기 단계로 넘어갈 때 아주 유용합니다. 저는 막내를 출산할 때 힘주기 바로 몇 분 전 조산사가 아주 차가운 수건을 제 이마에 대어 주었던 그 촉감을 생생히 기억합니다.

물병

구부릴 수 있는 빨대와 물병은 반드시 가져가야 합니다. 진통을 하는 동안 수분 섭취를 해야 하기 때문입니다. 매번 수축이 지나간 뒤에는 꼭 물을 마시세요. 구부릴 수 있는 빨대를 사용하면 어떤 자세에서도 물을 마실 수 있으므로 꼭 챙기도록 하세요.

짐볼

임신/진통 중에 꼭 필요한 물건 중 하나가 바로 짐볼입니다. 출산 업무에 종사하는 사람이나 둘라는 이것을 '출산 공birth ball'이라고 부릅니다. 저는 임신 중에 책상 의자 대신에 짐볼을 사용했습니다. 짐볼은 아래 척추를 곧게 세우는 데 도움이 됐고, 골반 균형도 잡아주었습니다. 임신 중 짐볼을 사용하면 아기가 최적의 자세를 잡는 데 도움이 됩니다.

진통이 올 때 짐볼 위에 앉아 바운스 운동을 하면 수축을 견디는 데 도움이 되고, 진통이 빨라질 수도 있습니다. 짐볼에 앉아서 엉덩이로

8자를 그리는 동작은 아기의 하강을 도와 밖으로 나오기 쉽게 해줍니다. 또, 네발로 엎드리거나 앞으로 기대는 자세를 취할 때에도 짐볼을 이용할 수 있습니다. 짐볼에 기대어 앞뒤로 왔다갔다 움직이다보면 자신에게 딱 맞는 리듬에 맞춰 진통할 수 있게 됩니다.

병원에서 출산 예정이라면 아기의 심박수를 자주 모니터해야 하기 때문에 산모가 태동검사 기계 바로 옆에 묶여 있어야 합니다. 대부분의 병원에는 무선 모니터 기계가 없습니다. 이때 짐볼을 이용하면 침대 옆에 앉은 채 검사를 받을 수 있습니다. 특히 진통하는 내내 모니터를 달고 있어야 하는 유도 분만 과정에서 상당한 도움이 될 수 있습니다. 설령 진통 중에 짐볼을 사용하지 못했다고 하더라도, 보채며 우는 아기를 달랠 때 효과적으로 사용할 수 있습니다. 아기를 꼭 끌어안고 짐볼에 앉아 통통 바운스를 튕겨보세요.

요가 매트

요가 매트는 다양한 자세로 진통을 할 때 매우 유용합니다. 저는 샤워할 때 요가 매트를 펴고 그 위에 무릎을 꿇고 엎드려 있었습니다. 요가 매트는 무릎을 바닥에 대고 있을 때 유용합니다. 병원에 보호자 침대나 소파가 없는 경우 보호자가 요가 매트를 깔고 자기도 합니다.

크리스털

저는 크리스털의 힘을 믿습니다. 크리스털은 땅에서 왔고, 여러분이 치유의 힘에 닿을 수 있도록 도와줍니다. 일상생활에 크리스털이 있으면 훨씬 편안하고 균형감을 느낄 수 있습니다. 크리스털에 정말 특별한 힘이 있는지 아니면 단순히 암시에 의해 발생하는 힘인지는 모르겠지만, 저는 크리스털의 힘을 믿습니다. 임신과 출산 과정에서 불안해질 때마다 저는 잘 다듬어진 작은 '워리 스톤worry stone'을 문지르곤 했습니다.

진통을 위한 팁

호흡

호흡하는 것을 잊지 마세요. 긴장하게 되면 호흡하기를 잊어버립니다. 호흡하지 않으면 자궁 수축은 더 아프고 더 참기 힘들어집니다. 자궁 수축이 올 때마다 규칙적으로, 리드미컬하게, 크게 호흡을 해보세요. (원하지 않는다면) 굳이 멋진 호흡법을 배울 필요도 없습니다. 그저 호흡하는 것만 잊지 마세요. 호흡은 자궁 수축이 올 때 여러분의 길잡이가 될 것입니다. 파도가 밀려오기 시작하면 곧바로 호흡에 집중하세요. 파도의 끝에 도달할 때까지 들숨과 날숨에 집중하고 호흡을 따라가세요.

수축 타이머

수축 타이머 앱을 다운받으세요. 수축이 규칙적으로 느껴지거나 파도의 강도가 강해지기 시작하면 그때부터 수축 타이머를 작동시키고 진통 주기를 측정해보세요. 그렇다고 해서 타이머 앱에 너무 강박적으로 매달릴 필요는 없습니다. 때로는 잠시 타이머를 잊고 여러분 자신의 흐름을 찾아보세요. 의료진이나 둘라가 여러분께 진통 양상이 어떤지 물어볼 수 있습니다. 진통이 어느 정도 진행됐는지 가늠하기 위해서입니다. 진통 간격을 측정하는 것이 배우자와 둘라에게는 중요한 일이 될지도 모릅니다. 진통이 점점 잦고 강해질수록, 여러분 스스로 자궁 수축 주기를 측정하기가 점점 더 어려울 수 있기 때문입니다.

무통 주사 그리고/혹은 기타 다른 의료 개입 가능성을 피하고 싶다면, 진통 양상이 아주 강해질 때까지 집에 머무는 것이 가장 좋습니다. 3-1-1 또는 5-1-1의 양상이 될 때까지 기다려 보세요. 도대체 무슨 말이냐고요? 5-1-1은 자궁 수축 즉, 파도가 5분 간격으로 1분씩 1시간가량 지속된다는 의미입니다. 진통 양상은 여러분의 진통이 어느 정도 진행됐는지를 보여주는 지표입니다. 또, 5-1-1은 진통이 활성기active labor에 진입했음을 암시하기도 하며, 자궁 경부가 5cm 정도 개대됐을 수도 있음을 의미합니다. 3-1-1은 진통이 꽤 진행됐고 거의 이행기에 도

언제 병원에 가야 할까요?

진통이 시작되면 산모들은 언제 병원에 가는 것이 가장 좋을지 항상 궁금해 합니다. 우선 의료진의 의견부터 확인하세요. 아직 집에 있어도 괜찮다고 했다면, 저는 산모에게 샤워를 하라고 권합니다. 만약 따뜻한 물에 수축이 잦아든다면 아직은 여유가 있다는 신호이고, 수축의 강도에 변화가 없거나 점점 강해진다면 이제 본격적으로 시작이 됐다는 의미입니다. 제 산모 중에는 샤워를 하러 들어가서 따뜻한 물에 이완이 되자마자 밀어내기가 시작된 이도 있었습니다. 우리는 급히 병원으로 달려갔고 그녀는 병원에 도착한 지 겨우 몇 분 만에 출산했습니다

달했음을 의미합니다. 여러분의 자궁 경부가 이런 규칙을 따라가지 못한다고 해서 실망할 필요는 없습니다. 자궁 경부가 점쟁이는 아니잖아요. 그것만으로 정확한 경과를 알 수는 없습니다.

엉덩이 누르기Hip Squeeze

엉덩이 누르기는 엉덩이를 이완된 자세가 되게 눌러줘서, 자궁 수축으로 인한 압박을 덜어주는 방법입니다. 배우자나 둘라에게 양쪽 엉덩이 누르기(더블힙 스퀴즈)를 배우라고 하세요. 이 방법은 진통 중에 최고로 편안함을 느끼게 해줄 수 있어 매우 효과적입니다.

자, 엉덩이 누르기 방법을 알려드릴게요. 진통하는 산모는 서 있거나 앞으로 몸을 기울입니다. 또는 손과 무릎을 바닥에 댄 채 짐볼에 얼굴을 묻고 엎드리거나 그 위에 앉습니다. 엉덩이에 압력을 가하기 위해 아래 허리 부분까지 바짝 다가갑니다. 배우자(또는 둘라)의 손을 산모의 엉덩이뼈 위에 올려놓습니다. 손바닥을 엉덩이뼈 바로 아래의 볼록 튀어나온 곳으로 옮깁니다.

수축이 지속되는 동안에 엉덩이 양쪽을 가운데 방향으로 눌러줍니다. 누르는 동안 팔꿈치는 뒤로 빼도록 합니다. 진통하는 산모는 어느 부위를, 또 어느 정도 세기로 눌러야 할지 알려주세요.

수치료Hydrotherapy

강한 진통을 견디기 위해서 샤워를 하거나 욕조를 이용할 수도 있습니다. 어떤 이들은 욕조에 들어가는 것이 천연 무통 주사라고 말할 정도입니다. 관심이 있다면 여러분이 진통과 출산을 할 곳에 샤워 시설이나 욕조가 있는지 미리 확인해보세요.

진통/출산 사진

출산에 기운을 불어넣어줄 만한 사진 혹은 그림을 병원이나 조산원에 가져가세요. 그곳이 여러분만을 위한 출산 장소임을 알리세요. 이렇게 하면 불안과 두려움이 상당히 줄어듭니다. 건강한 출산을 기원하는 장식 테이블을 임신 중에 미리 만들어 두고 진통하는 동안 그곳에 마음을 집중하세요. 그 테이블 위에 여러분에게 좋은 기운을 불어넣어주고 응원해 줄 수 있는 개인적인 물건들을 올려놓으세요. 예를 들어 저는 장식 테이블 위에 분홍 장미와 아주 큰 장미수정, 투르말린 광석, 그리고 아즈텍의 출산 조각상, 친한 친구들이 선물해 준 사랑과 관심이 가득 담긴 비즈 목걸이, 출산 관련 예술작품, 산도(질) 모양의 목걸이, 그리고 출산과 관련한 긍정 메시지가 적힌 카드 몇 장 등을 올려놓았습니다. 제가 가장 좋아하는 출산과 관련된 긍정 메시지는 이렇습니다. "자궁 수축은 당신보다 강할 수 없어요, 왜냐하면 자궁 수축도 바로 당신의 일부이니까요."

음악

평소에 음악을 즐겨 듣는다면, 진통하는 동안 들을 노래 목록을 꼭 만들어 두세요. 저는 밥 말리Bob Marley의 음악에 맞춰 춤을 추며 아기를 맞이한 가족의 출산에 참여한 적이 있습니다. 헤비메탈 밴드 메탈리카

Metallica의 '라이드 더 라이트닝Ride the lightning'과 함께 태어난 아기도 보았습니다. 자연의 소리는 여러분에게 마법 같은 효과를 줄 수 있습니다.

안 그런가요? 음악은 분위기를 조성해주고, 출산 장소를 여러분만의 장소로 느낄 수 있도록 해주는 아주 훌륭한 비결입니다. 제왕 절개를 계획 중인 산모들도 수술실에서 들을 음악을 꼭 준비해 가세요. 의료진이 수술을 준비하는 동안에 한쪽 귀에 이어폰을 끼고 들으세요. 여러분을 진정시켜주고 기운을 북돋아줄 만한 음악으로요.

출산 분위기

출산 분위기(환경)는 아주 중요합니다. 병원에서 아기를 낳는다면, 그곳을 여러분 혼자만을 위한 공간이라고 주장하기는 어려울 수 있습니다. 제 산모 중 한 명은 유도 분만을 하기로 했는데, 유도 분만을 하기에 앞서서 자신이 사용할 입원실을 먼저 꾸미기로 마음먹었습니다. 먼저 긍정적인 메시지가 적힌 배너로 벽을 장식하고, 잔잔한 음악, 사랑하는 사람들의 사진, 아로마 테라피용 디퓨저 등을 준비했습니다. 마치 호화로운 스파에 온 듯한 느낌이었어요. 그녀는 병원 직원들을 위한 작은 선물도 준비했고, 그 방에 들어온 모든 사람들은 웃으며 나갔습니다. 그 산모의 출산은 정말 아름다웠습니다. 신성한 출산 공간을 만들어내기 위해 그녀가 정성을 쏟은 덕분에 그렇게 멋진 출산이 가능했던 것 같습니다.

소변보기

진통하는 동안 꼭 소변을 보세요. 방광이 비어 있어야 아기가 움직일 수 있는 공간이 더 많이 생깁니다. 방광이 가득 차 있으면 진통에 방해가 됩니다. 아기가 점점 내려올수록 소변보고 싶다는 욕구가 잘 안 느껴질 거예요. 소변을 보기 어렵다면 변기 안에 페퍼민트오일 몇 방울을 떨어뜨려 놓으세요. 도움이 됩니다. 제 산모 중에도 진통할 때 소변보기를 힘들어하던 이가 있었습니다. 간호사는 소변줄을 끼워 방광을 비워내자고 제안했습니다. 그러나 산모는 무통 주사 없이 진통 중이었으므로 이 방법을 매우 꺼려했습니다. 그때 제가 페퍼민트오일 다섯 방울을 변기에 떨어뜨려 놓고 그녀에게 다시 소변을 보라고 권했습니다. 그리고, 성공했습니다! 페퍼민트오일의 향은 방광을 이완시켜주는 데 도움이 됩니다.

시각화

산모들 중에는 진통하는 동안 명상과 시각화를 통해 진통을 견뎌내는 이들이 많습니다. 다운로드 받아 들을 수 있는 자료가 많이 있습니다. 또 여러분의 배우자나 둘라에게 시각화를 유도해 달라고 부탁해도 좋습니다. 저는 늘 아름다운 해안에서 따뜻한 태양빛이 피부를 감싸고, 바다의 파도가 온몸에 시원하게 뿌려지는 장면을 상상하곤 했습니다. 자궁 경부는 피어나는 꽃입니다. 자궁의 수축은 올라갔다가 다시 내려가는 파도와 같습니다. 이러한 시각화 기법은 두려움을 줄여주고 긴장을 풀어줍니다. 여러분도 이렇게 한번 해보면 어떻까요?

🌱 진통하는 자세

진통하는 도중에 자세를 자주 바꿔주면 몇 가지 좋은 점이 있습니다. 서 있는 상태에서 자세를 바꾸면 아기가 산도를 통해 내려오는 데 도움이 됩니다.

진통 속도도 빨라질 수 있어요. 또한 몸을 움직이면 강한 진통을 견뎌내는 데도 아주 좋습니다. 출산 교실에 다니면 몇 가지 유용한 출산 자세를 배울 수 있습니다.

짐볼에 국한하지 말고 더 창의적인 자세도 생각해보세요. 몇 가지 진통 자세와 각각의 장점을 소개하겠습니다.

네발로 엎드리기

이 자세는 허리 진통이나 허리에 가해지는 압박을 줄여주는 좋은 자세입니다. 특히 아기가 하늘을 보고 있는 후방후두위 자세라면 여러분의 작은 아가가 최적의 자세로 움직이게끔 도와줄 수 있습니다. 네발로 엎드린 상태에서 골반을 이리저리 흔들면 아기가 골반 아래로 내려오도록 도와줍니다.

런지

런지 역시 하늘을 보고 있는 아기들을 앞쪽으로 돌게 해주는 좋은 방법입니다. 한쪽 다리를 의자에 올리고 무릎 방향으로 체중을 이동하면서 무릎을 바깥으로 밀어보세요. 이 자세는 골반을 넓혀주고, 아기가 회전할 수 있도록 해줍니다.

스쿼트

진통 중에 하는 스쿼트 자세는 진통 시간을 줄여주는 아주 효과적인 방법입니다. 보통 초산모의 진통 시간은 평균적으로 긴 편입니다(12~14시간 정도). 스쿼트는 골반을 넓혀주고, 중력을 이용하여 아기가 하강해서 밖으로 나오는 데 도움을 줍니다. 자궁 경부를 열어주는 데도 도움을 줍니다. 단, 무릎, 발목, 그리고 엉덩이에 무리가 갈 수 있다는 단점이 있습니다.

옆으로 눕기

옆으로 눕는 자세는 진통 사이사이 휴식을 취할 때 아주 좋은 자세입니다. 무통 주사를 맞았다면 왼쪽, 오른쪽으로 번갈아 돌아누워야 아기가 하강하는 데 훨씬 도움이 됩니다.

여기서 저는 땅콩 짐볼을 소개하겠습니다(154쪽 참조). 다리 사이에

땅콩 짐볼을 끼고 옆으로 누우면 바깥쪽 골반이 상당히 많이 열립니다. 이 자세는 무통 주사를 맞거나 침대 위에서 진통을 해야 하는 경우에 매우 좋습니다.

후방후두위와 전방후두위

후방후두위는 아기의 얼굴이 뒤쪽을 향하지 않고(이상적인 방향), 앞쪽을 바라보고 있는 상태를 말합니다. 이 경우 아기의 머리에서 가장 단단한 부위인 뒤통수가 산모의 아래 허리뼈에 닿게 됩니다. 아기가 이 자세로 있는 경우 진통이 종종 길어집니다. 아기가 밖으로 나오기 위해서는 아기 머리가 완전히 반대 방향으로 돌아야 하기 때문입니다.

전방후두위 자세는 아기의 머리가 아래쪽, 뒤쪽을 향해 있어 임신부와 마주보고 있는 상태를 말합니다. 산도를 통과하기에 이상적인 자세입니다

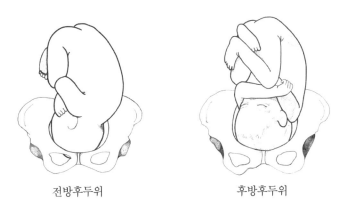

전방후두위   후방후두위

변기에 앉아 있기

이 자세는 제가 제일 좋아하는 진통 자세입니다. 화장실의 전등을 끄고 초를 은은히 밝히세요. 우리는 아주 어릴 때부터 대소변을 참아야

하고, 방귀를 참도록 교육받았습니다. 우리는 계속 참아 왔습니다. 변기에 앉아서야 우리는 비로소 참는 것을 멈추고, 모든 것을 내려놓습니다. 이 자세에서는 여러분의 골반저 근육이 이완되며 아기가 훨씬 쉽게 내려올 것입니다.

슬로우 댄싱

중학교 2학년 댄스 시간에 '천국으로 가는 계단Stairway to heaven'에 맞춰 천천히 춤추던 때를 기억하나요? 음, 저는 기억합니다. 슬로우 댄스는 아주 훌륭한 진통 자세이기도 합니다. 흔들흔들 돌면서 엉덩이를 계속 움직이면 아기도 잘 회전하면서 내려오고 밖으로 나올 수 있어요. 출산복을 입고 아기가 나올 수 있도록 춤을 춰 보세요.

걷기

걷기는 진통 중인 여러분에게 힘을 실어줄 수 있는 아주 좋은 방법입니다. 중력 덕분에 아기는 하강할 수 있습니다. 또 걷기는 초기 진통에서 진진통으로 빨리 진행되도록 해줍니다. 집이나 아파트에 계단이 있다면 오르락내리락 하면서 진행을 촉진시켜 보세요. 몸의 소리에 귀를 기울이고 피곤함이 느껴지면 반드시 쉬어야 합니다. 너무 몸을 혹사시키지는 마세요.

출산에 도움이 되는 간단한 긍정 문구

"나는 할 수 있어."

"나는 충분히 가능해."

"나는 내 아기를 낳을 거야."

"나는 용감해."

"나는 사랑이야."

"나는 빛이야."

"이 정도 진통은 참을 만해."

"나는 파도를 타는 중이야."

"목표에 집중해."

"조상님이 나를 이끌어주고 계셔."

"나에게는 진통하는 목적이 있어."

"나는 우아하게 아기를 낳을 거야."

"나는 아기가 세상으로 나오기 쉽게 해줄 거야."

"수축할 때마다 아기를 만날 시간이 다가와."

"나는 사랑과 축복으로 가득 차 있어."

"나는 혼자가 아니야."

"사랑이 나를 이끌고 있어."

땅콩 짐볼

땅콩 짐볼은 큰 땅콩처럼 길쭉하게 생긴 운동용 공입니다. 산모가 진통하는 시간을 대부분 침대 위에서 보내야만 할 때 일부 병원에서 제왕 절개율을 줄이기 위해서 사용합니다. 골반의 바깥 입구를 넓히기 위해 양다리 사이에 이 공을 끼워 놓습니다. 땅콩 짐볼은 무통 주사를 맞은 산모의 태아 하강과 자궁 경부의 개대를 돕는 데 특히 중요한 도구입니다.

유도 분만

유도 분만은 약물 혹은 기타의 수단을 이용하여 진통이 시작되게 하는 방법입니다. 본질적으로, 여러분의 몸이 진통하게끔 속임수를 쓰는 것입니다. 왜 하냐고요? 때때로 산모와 아기의 안전을 위해서 의학적으로 유도 분만이 필요할 수 있습니다. 39주 이후에는 유도 분만을 시도하기도 합니다. 임신부의 정서적인 측면도 유도 분만을 결정하는 중요한 요소가 됩니다. 하지만 의료진의 휴가 일정이 여러분이 유도 분만을 해야 할지 말지, 그리고 또 언제 할지를 결정짓는 요인이 되어서는 안됩니다.

중요한 것은, 여러분의 자궁 경부가 유도 분만을 하기에 적합하지 않다면, 그리고 여러분이 처음 임신한 초산모라면 더더욱 유도 분만 후 제왕 절개로 넘어갈 확률이 높아진다는 사실을 제발 알아주세요.

제가 반드시 깨버리고 싶은 잘못된 통념 중 하나가 바로 유도 분만을 하면 더 쉽게 진통이 시작될 수 있다는 믿음입니다. 정말 많은 산모들이 유도 분만을 계획하고 나중에야 그 결정을 후회했습니다. 여러분이 유도 분만을 계획 중이라면, 뭐 괜찮습니다. 하지만 왜 유도 분만을 해야 하는지 제대로 알고 결정하면 좋겠습니다. 그렇게 쉽게 진통이 찾아오고, 아기가 빨리 나오지는 않습니다. 4시간에서부터 48시간 이상이 걸릴 수도 있는 어마어마한 과정입니다. 어떤 사람들은 의학적인 이유로 인해 선택의 여지가 없을 수도 있습니다. 물론 여러분도 그럴 수 있고요.

하지만 적어도 어떤 방식으로 유도 분만을 진행할지 의료진에게 물어보아야 합니다.

비숍 점수Bishop Score

1964년 에드워드 비숍Edward Bishop이 발표한 비숍 점수는 여러분의 자궁 경부가 유도 분만을 하기에 얼마나 적합한지를 보여주는 내진 점수입니다. 점수는 0점에서 12점까지 분포하며, 점수가 높을수록 질식 분만의 확률이 높아집니다.

유도 분만이 필요한 경우

• 예정일을 넘겼을 경우. 미국에서 발표된 대부분의 연구 논문에 따르면 42주까지 임신 기간을 유지해도 큰 문제가 없습니다. 그 시점이 지나면 아주 강력하게 유도 분만을 권장합니다. 쌍둥이일 경우 38주에 유도 분만을 권하기도 합니다(저는 개인적으로 더 자주 초음파를 보고, 태동 검사도 더 자주 하면서 쌍둥이들을 40주까지 품고 있었습니다).

- 임신을 유지하는 것보다 출산을 하는 것이 아기에게 더 안전할 경우. 당뇨, 임신 중독증, 고혈압, 자궁 내 태아 성장 지연, 감염 등이 여기에 해당됩니다.
- 양수가 터졌는데 진통이 시작되지 않은 경우. 이럴 때는 여러분의 의료진과 언제까지 기다려도 안전한지 의논해야 합니다. 어떤 의료진은 양수가 터지면 즉시 내원하게 하고, 어떤 이들은 24시간까지는 기다렸다가 오라고 말하기도 합니다.

유도 분만 방법

진통을 유도하기 위한 몇 가지 방법이 있습니다. 여러분의 자궁 경부 상태에 따라 의료진이 어떤 방식을 선택할지 결정할 것입니다. 자궁 경부가 닫혀 있고 숙화되지 않았다면 우선 자궁 경부의 숙화부터 시작합니다. 미국에서는 써바딜Cervadil이나 사이토텍Cytotec이 자궁 경부 숙화를 위해 자주 사용되는 약물입니다. 이 약물들은 자궁 경부를 부드럽고 얇게 해줍니다. 자궁 경부가 진통할 상태가 되기를 기대하면서 이 약들을 질 안에 넣습니다. 그리고 약 12시간 후에 제거합니다. 이보다 먼저 자궁 수축이 시작된다면 더 일찍 약물을 제거합니다. 어떤 경우에는 약을 한 번 더 넣기도 합니다. 대부분 이 과정은 저녁에 진행되는데, 그래야 약 효과가 퍼지는 동안 여러분이 잠을 잘 수 있기 때문입니다. 이 약이 효과를 보려면 아주 오랜 시간 기다려야 할 수도 있습니다.

자궁 경부가 부드럽고 이미 열려 있는 상태에서는 양막 마사지가 효과적입니다. 양막 마사지 또는 양막 자극이란 의료진이 자궁 안에 손을 넣은 뒤 자궁 경부를 둥글게 돌려가며 자극해서 양막과 자궁을 서로 분리시키는 방법입니다. 느낌이 썩 좋지는 않습니다. 아플 수도 있습니다. 이렇게 자극을 주면 프로스타글란딘이라는 호르몬이 분비되는데 이 호르몬이 진통을 유발합니다. 자궁 경부가 충분이 열려 있다면 의료진은 양막을 터트리자고 제안할 수도 있습니다.

폴리카테터(소변줄) 끝의 풍선을 이용하는 것은 약물을 사용하지 않고 자궁 경부를 인위적으로 개대시키는 방법입니다. 폴리카테터를 자궁 하부와 양막 사이에 놓습니다. 그 상태에서 생리 식염수를 주입하여 풍선을 커지게 하면 풍선에 의해 자궁 경부에 압력이 가해집니다. 폴리카테터의 풍선을 빼내면 자궁 경부가 열립니다. 이 카테터 덕분에 진통이 시작될 수도 있고, 자궁 경부가 진통을 할 만큼 충분히 준비됐다면 촉진제(합성 옥시토신)를 주사하기도 합니다. 요즘은 이 폴리카테터의 풍선을 잘 사용하지 않지만 매우 효과적인 방법입니다. 의료진과 이 방법의 사용에 대해서도 의논해 보세요. 제 산모들 중에는 이 방법이 매우 불편하고 견디기 힘들어했던 경우도 있고, 그냥 약간 불편한 정도라고 느꼈던 경우도 있었습니다. 우리 몸은 이러한 의료 개입에 저마다 매우 다르게 반응합니다.

옥시토신은 병원에서 유도 분만을 할 때 사용됩니다. 의료진은 자궁 수축을 일으키거나 더 강한 수축을 유도하기 위해서 이 약물을 사용합니다. 여러분의 몸에서도 자궁 수축을 일으키는 옥시토신이 자연스럽게 분비됩니다. 촉진제는 옥시토신의 인공 버전으로 생각하면 됩니다. 원하는 효과를 거두기 위해 정맥으로 계속 주입하면서 점진적으로 농도를 높입니다. 자궁 수축은 자궁 경부의 변화를 일으킬 만큼 충분히 강하고 길게 와야 합니다(약 2~3분 간격). 사람마다 필요한 촉진제의 양이 다릅니다. 저는 아주 극소량의 촉진제만으로 충분한 사람도 보았고, 반면에 최대 용량을 필요로 하는 사람도 보았습니다. 촉진제를 사용해 유도 분만을 하려면 여러분의 자궁 경부가 '적합한 상태', 즉 숙화되어 있어야 합니다. 촉진제 자체가 자궁 경부를 개대시키지는 않습니다. 이 약은 자궁 수축을 일으키고, 수축이 일어나야 자궁 경부가 개대됩니다. 촉진제 사용과 관련한 위험성도 있으니, 미리 확인해 보고 다른 선택지가 있는지 의료진과 상의하기 바랍니다.

자궁 경부의 부드러움(숙화)

저를 담당했던 조산사는 자궁 경부에 대해 이렇게 설명했습니다. 임신 기간 동안 자궁 경부는 마치 우리의 코끝처럼 단단함을 유지합니다. 진통이 시작되면 단단했던 자궁 경부가 부드러워지며 보들보들한 입술처럼 변합니다. 이것이 바로 자궁 경부의 숙화입니다. 상상이 되시나요?

옥시토신

사랑의 호르몬이라고도 알려진 옥시토신은 뇌하수체에서 분비되며, 진통 중에 자궁을 수축시키고 유선에서 모유가 분비되도록 자극을 줍니다.

유도 분만을 하러 가기 전에 원기 보충을 할 수 있는 음식을 섭취하세요. 다음 끼니가 언제가 될지 아무도 알 수 없으니까요. 많은 병원에서는 유도 분만 중인 산모들에게 얼음 조각 이외 음식 섭취를 금지시킵니다.

자율적인 유도 분만

제가 참여했던 출산 중에서 의도치 않게 유도 분만을 한 사례가 있는데 저는 그 출산이 정말 마음에 들었습니다. 산모는 조산원을 염두에 두고 있었지만 의학적인 이유로 어쩔 수 없이 병원 분만실에서 유도 분만을 하게 됐습니다. 그녀는 유도 분만을 해야 한다는 사실에 매우 실망했지만, 곧 멋진 출산을 하는 데 집중했습니다. 그녀는 무통 주사도 맞지 않고 진통하기로 했습니다. 대신 엉덩이를 흔들고, 짐볼을 이용해서 운동하고, 배우자의 지지를 받으며 그 과정을 겪어냈습니다. 그녀는 선 채로 출산했습니다. 너무 멋있지 않나요?

🌱 밀어내기

좋아요, 10cm이군요. 이제 여러분의 자궁이 다 열렸습니다. 아기를 밀어낼 시간이 됐습니다. 이제 어떻게 해야 하냐고요? 초산모의 경우에는 이 밀어내기 과정이 30분일 수도 있고 3시간이 걸릴 수도 있습니다. 다시 말하지만, 단순히 평균적인 수치일 뿐입니다. 몇 분 안에 끝나는 경우도 있지만 몇 시간이 걸릴 수도 있습니다. 자궁 경부가 10cm 열리고 나면 그냥 아기가 튀어나오는 줄 알았던 산모들도 많았습니다. 가끔 그럴 수도 있지만 대부분은 상당한 노력을 기울여야 아기가 아래로 내려오고 비로소 밖으로 나올 수 있습니다. 너무 걱정하지는 마세요. 밀어내기는 직접 해보면서 터득할 수 있으니까요.

정말 밀어내고 싶은 강한 충동이 들 때까지 기다리면 저절로 아기를 밀어낼 수 있습니다. 엉덩이에서 느껴지는 그 압박감이 어마어마한 양의 변이 나오는 느낌과 똑같아서 많은 사람들이 깜짝 놀랍니다. 우리는 아주 어렸을 때부터 대소변을 참도록 교육받아 왔기 때문에 아기가 나올 수 있도록 골반저 근육을 이완하면서 힘을 빼는 것이 당황스러울 수도 있습니다. 그리고 솔직히 말하면, 실제로 변이 나올 수도 있습니다. 흔히 있는 일입니다. 제대로 밀어내기를 하고 있다면 변이 나올 확률은 더 높습니다.

밀어내기 단계는 무통 주사 사용 여부에 따라서 다양한 경과를 보입니다. 어떻게 다른지 살펴보겠습니다.

무통 주사 없이 밀어내기

의료 개입 없이 진통을 하고 있다면 밀어내고 싶은 그 강한 느낌을 쉽게 알아차릴 수 있습니다. 여러분의 몸이 스스로 여러분을 안내할 것입니다. 수축이 올 때마다 밀어내세요. 수축과 수축 사이에는 쉬면 됩니다. 여러분의 감을 믿으십시오. 어느 자세에서 더 편안하게 밀어낼 수 있을지 스스로 결정할 자유가 있습니다. 서 있거나, 스쿼트 자세를 하거나, 혹은 눕거나 욕조에 들어가서 힘주는 자세 모두 가능합니다.

자연스러운 밀어내기, 혹은 태아 방출 반사라고도 불리는 이 과정은 여러분의 몸이 저절로 아기를 밖으로 내보내는 현상을 말합니다. 굳이 밀어내려고 열심히 노력할 필요도 없습니다. 저는 출산할 때 이런 일이 두 번 있었는데, 너무 강렬하다 못해 꿈처럼 초현실적인 경험이었습니다.

병원에서 출산할 때는 이런 자연스러운 밀어내기를 기대하기 어렵습니다. 대부분의 병원 출산은 약물을 사용하고, 여러 방해 요소가 있기 때문입니다. 둘라인 저도 가정 출산하는 산모들 중에서 아주 극소수의 경우에만 태아 방출 반사를 보았을 뿐입니다. 그때는 모두 조용하고 평화로운 분위기에 불빛도 매우 어둑어둑했어요. 진통하는 산모는 힘주려는 노력을 하지도 않았는데 아주 강한 자궁 수축의 힘으로 아기가 튀어나왔습니다. 안타깝게도 이런 생리적인 출산은 현재 우리가 처해 있는 과도한 의료 환경에서는 거의 찾아볼 수 없습니다.

무통 주사 맞은 후 밀어내기

무통 주사를 맞은 산모는 밀어내는 느낌을 알아채기가 훨씬 어렵습니다. 아래쪽으로 힘이 들어가거나 밀어내려는 강한 욕구가 느껴질 때까지 기다리는 것이 좋은데, 주로 무통 주사 이후에는 항문 쪽에 압력이 가해지는 듯한 느낌이 듭니다. 아래로 힘이 들어간다는 것은 자궁 경부가 완전 개대됐음(10cm)을 의미하고, 그때부터 한 시간 이상 지나면 밀어내기가 시작됩니다. 무통 주사를 맞은 산모는 의료진의 안내에 따라 밀어내기를 시작합니다. 의료진은 수축할 때마다 세 번씩 밀어내도록 지도하는데, 이러한 밀어내기 방식은 무통 주사를 맞지 않은 경우에도 할 수 있습니다. 턱을 가슴에 붙입니다. 잠수하듯이 숨을 참고 대변을 보듯이 밀어내세요. 이때 간호사나 의사는 "힘주세요!"라고 소리칩니다. 이 방식이 여러분에게 효과가 있을 수도 있고 없을 수도 있습니다.

많은 경우에 진통을 하면서 자유롭게 움직이면 강한 수축을 견뎌내는 데 도움이 됩니다. 그렇기 때문에 산모의 움직임을 제한하며 지속적으로 하는 태아 모니터링은 산모에게 꽤 힘든 일입니다.

무통 주사를 맞을 경우 여러분이 취할 수 있는 자세가 제한적일 수도 있습니다. 무통 주사 시 가장 흔한 밀어내기 자세는 병원 침대에 상체를 반쯤 올린 자세로 누워 힘주는 것입니다. 옆으로 누워서 밀어내도 됩니다. 아니면 네발로 엎드려서 밀어내도 됩니다. 무통 주사를 맞고 난 이후에 스쿼트 바를 이용하거나, 침대를 왕좌처럼 변형하여 중력을 이용했던 산모도 있었습니다.

무통 주사를 맞고 나서 감각이 없어지고 밀어내기 하는 데 어려움이 있다면, 의료진은 무통 주사의 양을 줄이거나 아예 중단할 수도 있습니다. 무통 주사 용량을 줄이면 감각이 돌아오고 수축이 느껴지면서 아기를 아래로 밀어낼 수 있게 됩니다.

출산 오르가즘

출산 오르가즘은 오랜 경력의 둘라 트레이너이자 출산 교육자로 활동한 데브라 파스칼리-보나로Debra Pascali-Bonaro가 소개한 개념입니다. 그녀는 여러 해 동안 자율적이며 기쁨이 가득했던 출산에 참여하면서 이 개념을 떠올렸습니다. 그녀는 출산 오르가즘을 "출산이 엑스터시와 비슷했다고 진술하는 사람에서부터, 분만 도중에 오르가즘과 클라이맥스에서의 수축을 실제로 느꼈다고 매우 구체적으로 말하는 사람을 모두 포함한 광범위한 개념"이라고 정의합니다.

거울 보며 밀어내기

밀어내기 할 때 거울을 사용해보면 어떨까요? 여러분의 몸에서 진행되는 일을 직접 눈으로 보면 매우 도움이 됩니다.

힘주기 하는 동안 실망하지 마세요. 무통 주사를 맞았건 아니건, "일보 후퇴, 이 보 전진" 규칙이 적용되니까요. 아기들은 치골 아래에 도달하기 전에 위아래로 왔다갔다 한다는 의미입니다. 그리고 치골 아래로 완전히 내려오면 우리는 이것을 '아두발로Crowning'라고 말합니다. 이 과정에서 느껴지는 불타는 듯하고 쫙 늘어나는 느낌을 '불의 고리ring of fire'라고도 부릅니다. 이 과정이 아주 길지는 않으니 걱정하지 마세요. 열상을 방지하기 위해서 질 입구가 늘어나고 있는 중이니까요.

질식 분만

자, 이제 아기가 나왔습니다. 후유, 다행입니다. 몸의 긴장이 풀리는 이때의 느낌은 도저히 말로 설명할 수 없습니다. 이 기분을 방해하는 유일한 때는 바로 태반을 당겨 빼는 순간입니다. 하지만 태반에 뼈가 있는 것은 아니니 걱정하지 마세요. 아기가 세상에 나오고 30분 이내에 태반이 나옵니다. 의료진은 태반이 깨끗하게 나왔는지 확인한 뒤에 자궁저부 마사지를 해줍니다. 참고로, 이 마사지는 그렇게 좋은 느낌은 아니랍니다. 이 마사지를 하는 이유는 산후 출혈을 예방하기 위해서입니다. 의료진에게 여러분의 태반을 보여 달라고 요청하세요. 태반은 여러분의 몸 안에서 생명을 지켜주었던 매력적인 조직입니다. 태반을 사용하거나 캡슐로 만들어 보관할 계획이 없더라도, 함부로 다루지 말아주세요. 그리고 만약 원한다면 여러분에게는 태반을 가져가겠다고 말할 권리도 있습니다. 대부분의 병원에서 태반 반출 시 필요한 서류 절차가 있습니다. 여러분의 마당에 묻거나 태반 스무디를 만들어도 좋고, 말려서 가루로 만들어 캡슐에 담아 보관하거나, 태반 프린팅 같은 미술품을 만들어도 좋습니다.

자궁저부 마사지

자궁저부 마사지는 출산 이후에 자궁의 위쪽 부분을 강하게 마사지하여 출혈을 줄이고, 자궁이 수축하도록 돕는 것을 말합니다.

태반 관련 선택 사항

저는 태반 밀매업자가 아닙니다. 태반을 먹기가 내키지 않으면 안 먹어도 됩니다. 태반 섭취의 이렇다 할 이점에 대해 알려진 연구 자료가 최근에는 많지 않습니다. 제약 업체가 태반을 캡슐로 만들어 큰돈을 버는 것도 아니므로, 그들이 태반 캡슐의 잠재적인 이점에 대해 연구를 할 리도 만무합니다. 태반 섭취의 잠재적 이점으로는 산후 우울증의 발생 위험이 줄어들고, 모유량이 늘며, 혈액 내 철분 수준이 회복되고, 기력이 보충되며, 옥시토신의 양이 늘어날 수 있다 등 몇 가지가 있습니다. 저는 두 번째 쌍둥이들의 꽤 컸던 태반을 캡슐로 만들어 섭취했는데, 산후 회복기에 어마어마한 차이를 직접 경험했습니다. 훨씬 더 에너지가 넘쳤고, 모유량도 매우 많았습니다. 이 모두가 정말 저의 '행복 캡슐' 덕분이었는지 그저 운이 좋았던 것인지 확실히는 모릅니다. 위약 효과였다고 할지라도, 저는 만족합니다.

태반이 나오고 그에 대한 검사가 끝나면 회음부 열상이 어느 정도인지 확인하게 됩니다. 윽. 이 과정이 매우 성가시게 느껴지겠지요. 당연합니다. 대부분의 초산모는 어느 정도 열상을 입습니다. 4도 열상을 입는 경우도 있습니다. 1도 열상은 질 표면을 따라 생기는 매우 작은 상처이고, 4도 열상은 직장과 근육까지 찢어질 만큼 심한 경우입니다. 다행히 4도 열상은 아주 드물어요. 필요하다면 의료진이 봉합을 합니다. 시간이 좀 걸릴 수도 있고, 불편한 과정이긴 합니다. 무통 주사를 맞지 않은 경우 봉합할 때 통증을 줄여주기 위해 국소 마취제를 사용할 수 있어요. 시간이 지나면 대부분의 봉합사는 녹아 없어집니다. 상처가 낫는 과정에서 봉합 부위가 꽤 아플 거예요. 이러한 불편함은 몇 주 동안 계속될 수 있으니 놀라지 마세요. 봉합을 모두 풀어버리고 싶은 것은 아닐 테니까요.

제왕 출산

저는 제왕 절개라는 말 대신 'C-출산' 혹은 '제왕 출산cesarean birth'이라는 용어를 쓰고 싶습니다. 절개라는 말은 너무 잔인하잖아요. 여러분은 아기를 낳는 사람입니다. 우리가 어떤 대상에 대해 말을 하는 방식은 그것을 바라보는 시선에 상당한 영향을 미칩니다. 제왕 출산은 여러분의 아랫배와 자궁에 15cm가량 절개를 한 뒤에 아기/아기들을 외과적 방법으로 낳는 방식입니다. 제왕 출산도 출산입니다. 어느 누구도 다

아프가 점수Apgar Score
아프가 점수는 신생아가 출산 과정을 얼마나 잘 견뎠는지를 확인하는 점수입니다. 또한, 신생아가 추가적인 의학적 처치나 응급 처치가 필요한지도 결정합니다. 아프가APGAR는 신생아의 피부색Appearance, 맥박Pulse, 찡그림 정도Grimace, 활동성Activity, 호흡Respiration의 앞 글자를 따서 붙여진 이름입니다.

른 이름으로 부르게 두어서는 안 됩니다. 아기가 안전하게 이 세상에 나오도록 여러분의 몸을 수술대에 눕히고 절개하는 데는 용기가 필요합니다. 아주 용감한 행동이지요.

사실 미국의 제왕 출산율은 여전히 너무 높습니다. 임신부의 3분의 1 정도가 제왕 출산을 선택합니다. 이 나라에서 행해지는 외과적인 수술 중에 가장 흔합니다. 제왕 출산율이 높다고 해서 출산 결과가 더 좋은 것도 아닙니다. 지난 20여 년간, 모성 사망률은 개선되지 않고 오히려 증가했습니다. 2016년 미국의 신생아 사망률은 1,000명당 5.8명입니다. 이는 일본이나 아이슬란드 같은 나라의 두 배에 달하는 수치입니다. 도대체 무엇이 문제일까요?

전문가들은 미국에서 행해지는 불필요한 제왕 출산의 원인으로 방어적인 의료 시스템을 꼽고 있습니다. 소송에 대한 두려움 때문에 의료진은 산과학, 조산학대로 제대로 실행해볼 기회가 없습니다. 최근에 이런 현실에 크게 실망한 한 산과 의사와 오랫동안 대화를 나눌 기회가 있었습니다. 그 의사는 많은 병원이 출산과 관련하여 매우 보수적인 잣대를 적용하고 있으며, 건강하고 위험 요인이 적은 산모들마저 불필요한 제왕 출산의 희생양이 되고 있다고 말했습니다. 이것은 계속되는 소송의

평화로운 제왕 출산

모든 제왕 출산은 평화롭게 진행되어야 합니다. 여러분이 출산할 병원이나 담당 의료진이 이런 철학을 가지고 있는지 꼭 알아보세요.

- 빌리지 산과 의사, 뉴욕시에서 산부인과 수련

위협 속에서 일해야만 하는 의료진에게 크나큰 갈등 요인이 되고 있습니다. 물론, 제가 만난 한 의사의 개인적 의견일 뿐입니다. 불필요한 제왕 출산의 또 다른 원인으로는 유도 분만의 실패와 의료진들의 일정을 의심해 볼 수 있습니다.

정리를 해 봅시다. 의학적으로 필요한 제왕 출산은 아주 훌륭하고, 생명을 살리는 행위입니다. 우리는 생명을 살리는 제왕 출산에 감사해야 합니다. 저는 제왕 출산을 선택한 산모의 결정도 충분히 존중합니다. 정상 임신부가 왜 외과적 출산법을 선택하는지 우리가 알 수는 없습니다. 예를 들어 과거의 트라우마나 정서적 안정을 위해 그와 같은 결정을 할 수도 있답니다.

가족 친화적 제왕 출산

가족 친화적 제왕 출산이라는 말을 들어 보셨나요? '평화로운 제왕 출산'이라고도 불리는데, 그 용어 자체로 충분한 설명이 됩니다. 이는 외과적 출산 과정에서 가족을 최우선으로 생각하는 방식입니다. 가족들은 자신들의 바람과 걱정에 대해서 의료진과 의견을 나누며 존중을 받습니다. 아기가 외과적 방식으로 나온다고 해서 일반적인 외과적 절차와 똑같은 방식으로 진행될 필요는 없습니다. 아기의 출생은 여전히 신성하고 대단한 이벤트로 접근해야 합니다.

대부분의 병원과 의료진은 아직 가족 친화적 제왕 출산의 흐름에 합류하지 못하고 있습니다. 이에 대한 요구가 빠르게 증가하고 있음에도 불구하고 말입니다. 여러분은 소비자입니다. 여러분은 자신의 출산을 긍정적 경험으로 만들 만한 힘을 가지고 있습니다. 자기 주도적이며 자율적 출산을 해보면 어떨까요?

여러분이 외과적 출산을 하게 될 경우를 대비하여 아래의 질문들을 읽어보기 바랍니다. 계획대로 되는 경우는 거의 없습니다. 그러므로 출산과 관련된 모든 가능한 선택 사항에 대해 미리 알고 있으면 좋습니다.

저는 외과적 출산에 대해 생각조차 하기 싫어하고 두려워했던 산모들 중에서 결국 제왕 출산을 하는 경우를 많이 목격했습니다. 좋아하지 않는 부분에 대해서도 깊이 생각해보아야 합니다. 모든 '만약'의 상황을 그려보세요. 여러분이 출산할 병원의 제왕 절개율을 알아야 하고 그것에 대해서 질문하는 것은 여러분의 당연한 권리입니다.

만약 외과적인 출산을 계획하고 있다면 의료진에게 물어볼 만한 몇 가지 질문을 알려드릴게요. 그러나 상황이 위급하고 조산하는 경우, 혹은 아기의 아프가 점수가 낮은 경우에는 이러한 요청 사항이 수용될 수 없다는 사실도 반드시 알고 있어야 합니다. 당연한 말이지만, 여러분과 아기의 안전이 언제나 최우선입니다.

- 수술 중에 꼭 손발이 묶여 있어야 합니까?
- 저의 출산을 도와줄 서포트 팀원(배우자, 둘라, 가족 등) 모두가 출산에 참여할 수 있습니까?
- 출산 과정을 사진 찍어도 될까요?

- 투명 수술 포를 사용할 수 있나요? 혹은 아기가 나오는 순간을 제가 볼 수 있도록 수술 포 높이를 낮춰줄 수 있나요? 아니면 침대를 약간 올려서 제가 볼 수 있게 해주시나요?
- 아기가 태어난 뒤 곧바로 피부 접촉을 하고 싶은데 심전도 장치를 등 쪽에 붙일 수 있나요?
- 혈압계, 혈관 주사, 산소포화도 모니터 같은 기구들을 왼팔에(오른손잡이인 경우) 사용해도 될까요?
- 가능하다면 졸리지 않은 항구토제를 사용할 수 있나요?
- 수술 중에 마취과 의사가 어떤 종류의 약을 쓰는지 알려줄 수 있나요? 출산 과정을 기억하고 싶은데 마취 약물 중에서 제가 선택할 수 있나요?
- 가능하다면 출산과 관련 없는 대화는 삼가주시겠어요? 의료진에게는 일상적인 수술이라는 점을 잘 알고 있지만 우리에게는 우리 아이가 태어나는 순간이니까요.
- 듣고 싶은 음악이나 아로마 테라피를 준비해도 될까요?(비강흡입기가 수술방에서는 최적입니다.)
- 탯줄을 늦게 잘라도 될까요?
- 아기가 건강하다면 곧바로 피부 접촉을 해도 될까요? 아기에게 흡인이 필요하다면 제 가슴 위에서 해줄 수 있나요?
- 출산 후에 태반을 보여줄 수 있나요?
- 아기가 건강한 경우라도 아기와 떨어져야 하는 시점이 있나요? 아기와 제가 모자동실을 할 수 있나요?

제왕 출산을 위한 긍정 문구

제왕 출산을 앞둔 분들을 위해 몇 가지 긍정 문구를 소개합니다. 출산하는 동안 이 문구들을 되뇌어 보세요. 긍정의 메시지가 출산 전과 출산 순간, 그리고 그 후의 두려움과 불안을 크게 줄여줄 수 있습니다.

"나는 사랑으로 가득 찬 방에서 나의 아기를 낳고 있다."

"무서워해도 괜찮다."

"제왕 출산도 출산이다."

"내 몸은 금방 회복할 것이다."

"나는 아기를 사랑한다."

"이 방법으로 아기를 낳으려면 용기가 필요하다."

"나는 인생의 흐름을 따르고 있다."

긍정의 메시지가
출산 전과 출산 순간, 그리고
그 후의 두려움과 불안을
크게 줄여줄 수 있습니다.

쌍둥이 출산

저는 이 책에서 쌍둥이 임신과 출산의 경험을 공유할 수 있어서 굉장히 기쁩니다. 저는 두 번 쌍둥이를 임신했고 출산했지만, 그와 관련된 긍정적이고 자기 주도적인 정보를 찾기가 매우 어려웠습니다. 제가 읽은 대부분의 책에는 어떻게 해야 의료진의 말을 잘 듣는 착한 환자가 될 것인지, 어떻게 최악의 시나리오에 대비해야 할 것인지에 대한 내용뿐이었습니다. 물론 준비를 잘 해야 한다는 사실에 저 역시 동의하고, 모든 일이 계획대로 진행되지 않을 수 있다는 점도 잘 압니다. 하지만, 객관적이고도 균형 잡힌 건전한 정보도 있어야 하지 않을까요? 저는 쌍둥이 출산과 관련해 어떠한 긍정적인 이야기도 들어보지 못했습니다. 제가 찾아낸 정보 대부분에 '선택'이라는 표현은 없었습니다. 어떤 선택을 할 수 있을지 우리는 완전한 정보를 제공받지 못하고 있습니다.

저는 첫 쌍둥이 딸들을 낳고 둘라가 되고 싶다는 생각이 들었습니다. 저는 담당 주치의를 매우 신뢰하고 의지했으며, 출산할 때 그녀가 못

올 수 있다고는 전혀 생각하지 못했습니다. 많은 병원에서는 적어도 5~8명의 의사들이 돌아가며 당직을 합니다. 제 담당 의사는 이 점에 대해 미리 알려주지 않았습니다. 그녀는 둘라 고용에 대해서도 별로 동의하지 않았고, 무통 주사를 맞도록 강력하게 권했습니다(지나고 보니 이것이 경고 신호였던 것 같습니다). 제가 진통하던 날 당직이었던 산과 의사는 당연하다는 듯이 자신에게 가장 편하고 쉬운 방식인 제왕 출산을 제안했습니다. 아기들은 스트레스를 받는 상태도 아니었고, 두 아기 모두 머리가 아래쪽을 향하고 있었습니다. 저는 결국 제왕 출산을 거부하고 아무런 문제없이 쌍둥이들을 자연 출산했습니다.

물론 모든 쌍둥이들을 질식 분만할 필요도 없고, 모두 질식 분만이 가능한 것도 아닙니다. 하지만 우리에게는 그렇게 시도해볼 당연한 권리가 있습니다. 대부분의 의료진이 둔위 출산에 대비한 훈련이 부족하며, 쌍둥이 둘 다 머리가 아래쪽을 향하고 있지 않는 한 자연 출산을 시도하지 않습니다. 하지만 아기 한 명은 머리가 아래에 있고, 다른 아기는 그 반대로 있는 경우에도 출산을 잘 이끌어줄 경험이 풍부한 산과 의사나 조산사도 있습니다. 심지어 두 아이 모두 둔위로 있는 경우에도 출산을 도와주는 의사도 있습니다. 스스로 정보를 찾고 많은 질문을 해보아야 합니다. 여러분의 출산 희망 사항을 지지해줄 의료진을 찾는 일은 특히 다태아를 임신한 경우라면 더더욱 중요합니다.

저는 운이 좋게도 수많은 쌍둥이 가족들의 출산을 도왔습니다. 계획된 수술이었지만 정말 아름다웠던 제왕 출산을 보기도 했고, 의료 개입 없이 자연 출산으로 쌍둥이가 태어나는 순간을 목격하기도 했습니다. 최근

에는 쌍둥이 모두 둔위인데 질식 분만을 한 산모도 있었습니다. 그녀의
의료진은 그 분야의 전문가였고 출산은 아무런 문제없이 진행됐습니다.

쌍둥이 출산 준비하기

대부분의 출산 교실은 단태아에 초점을 두고 있습니다. 그러므로 반
드시 쌍둥이 출산에 특화된 출산 교실에 꼭 참여해보기를 권장합니다.
쌍둥이 임신은 일반적인 임신과는 다릅니다. 여기에 쌍둥이 출산 관련
선호 목록 작성을 위한 몇 가지 질문 사항이 있습니다.

- 어떤 분위기(어두운 불빛, 아로마 테라피, 음악 등)에서 가장 편한 기
  분이 드나요?
- 한 아이가 둔위이거나 횡태위로 있을 때에도 질식 분만을 할 수 있
  습니까? 아니면 두 아이 모두 둔위인 경우에는 어떻습니까?
- 여러분의 의료진은 제왕 출산에 대해 어떤 관점을 가지고 있고, 언
  제 수술을 하려고 합니까?
- 여러분의 의료진은 쌍둥이의 유도 분만 시기를 어느 때로 권장합니
  까? 38주? 42주? 유도 분만에 대해 여러분은 어떻게 생각하나요?
- 어디에서 쌍둥이를 낳을 계획입니까? 분만실? 수술실? 조산원?
  가정?
- 누가(배우자, 둘라, 친구, 가족 구성원 등) 여러분의 출산에 함께 하길
  바랍니까? 출산 중에 몇 명의 스태프가 들어오길 바랍니까?

- 무통 주사나 다른 통증 조절용 약물을 사용할 계획인가요? 아니면 전혀 사용하지 않을 계획인가요?
- 여러분의 의료진은 탯줄을 늦게 자르는 것에 대해 어떻게 생각하나요?
- 쌍둥이의 태반으로 캡슐을 만들 계획인가요? 태반의 외부 반출과 관련된 병원의 방침은 무엇입니까?
- 병원에서 출산할 경우 아기들과 모자동실이 가능한가요?
- 만약 쌍둥이들이 신생아 집중 치료실에서 치료받아야 한다면 어떻게 합니까? 병원의 방침은 무엇인가요?
- 모유 수유를 계획 중인가요? 만약 그렇다면 유축기를 사용하거나 모유 수유 전문가의 도움을 받을 수 있나요?
- 산후조리 계획은 세웠나요? 산후 둘라 혹은 가족이 도와주나요?

쌍둥이와 집으로 돌아가기

자, 이제 쌍둥이들이 태어났습니다. 여러분은 한 명도 아닌 두 명을 어떻게 하면 잘 양육할 수 있을지 배워야 합니다. 그 과정에서 어느 정도 내려놓는 법부터 배워야 합니다. 저는 쌍둥이들의 부모가 되면서 한 아이에게 집중하고 있는 동안 다른 한 아이는 언제나 기다려야만 한다는 사실을 깨달았습니다. 그런 상황은 쌍둥이가 있는 집에서는 당연한 일입니다. 그냥 받아들이고 버티세요. 저는 두 번이나 쌍둥이를 키울 수 있어서 참 축복받았다고 느꼈습니다.

쌍둥이들을 데리고 집으로 돌아갈 때 확인해야 할 체크 리스트가 아래에 있습니다. 여러분의 생활 습관에 따라 어떤 물건을 살지 결정하면 됩니다. 그러므로 아래의 리스트는 참고만 하세요.

- 쌍둥이의 일상을 기록할 일지. 쌍둥이를 조산했거나 먹는 양과 체중 증가를 확인해야 할 필요가 있는 경우 유용할 수 있습니다.
- 유아용 침대 1~2개, 또는 아기 침대 2개. 제 쌍둥이들은 침대에서 굴러다니고 서로 깨우기 전까지는 한 침대에서 같이 잤습니다. 어떤 가정은 온 식구가 함께 자기도 합니다. 여러분의 가정에 무엇이 가장 좋을지를 확인해보고 안전한 방향으로 선택하세요.
- 카시트 2개
- 쌍둥이용 유모차
- 아기의 옷을 보관할 캐리어 가방이나 보자기
- 유아용 침대 커버 4~8장
- 속싸개 6~10장
- 겨울에 태어난 아기들의 경우 2~4장의 두꺼운 담요
- 일회용 기저귀(주당 100장 이상 사용)
- 천 기저귀 24~48장
- 아기용 물티슈 2~4박스
- 쌍둥이용 기저귀 가방
- 배냇저고리 10~14장
- 내의 10~14장

- 양말 4~8켤레
- 아기 모자 4~6개
- 겨울에 태어난 아기들의 경우 아기우주복 4~6개
- 베이비 워시와 로션
- 이동식 욕조 1개. 쌍둥이를 목욕시킬 때는 어떤 순서로 할지 잘 생각해야 합니다.
- 목욕용 수건 4~8장
- 기저귀 발진용 연고나 코코넛오일
- 체온계 2개
- 콧물 흡입기 2개
- 젖병을 사용할 계획이라면 6~14개의 젖병과 고무젖꼭지
- 대용량 분유 2~4통. 아마 일주일에 한 통씩 사용하겠지만, 미리 여분을 챙겨 놓는 것이 좋습니다.
- 젖병 세정용 솔 1개
- 트림용 가제 손수건 6~12개
- 턱받이 4~8개
- 쌍둥이용 수유 쿠션. 이 쿠션은 모유 수유와 젖병 수유 모두에 유용합니다.
- 아기그네 또는 바운서 1~2개. 아기를 내려놓을 안전한 물건이 있어야 합니다.
- 기저귀 교환대 1~2개
- 모유 수유시 두 아이를 한번에 수유할 수 있을 만큼 넓은 의자

나의 세 번째 출산

루크 스티븐Luke Steven
로코 르로이Rocco Leroy
2011년 7월 2일
쌍둥이 가정 출산

저는 첫 쌍둥이들인 헤이즐과 버디가 생후 6개월이 됐을 무렵부터 출산 둘라로 일했습니다. 언제나 임신한 여성들을 만나고 끊임없는 출산에 참여하며 지냈지만, 제 자신에게 더 이상의 출산은 없다고 생각했습니다. 아기들을 아주 사랑하지만 임신과 육아는 고된 일이었고, 남편도 절대로 더 이상 아기를 갖지 않겠다고 말했습니다. 그러던 어느 날, 저는 아주 간절히 아기를 원하게 됐습니다. 그래서 남편에게 한 명만 더 낳자고 졸랐습니다. 아주 그럴싸한 이유를 들어 아기를 갖자고 설득했습니다. 남편은 또 쌍둥이를 임신할 것이라고 확신했습니다. 저는 "번개는 똑같은 곳에 두 번 치지 않는다"는 속담을 들어가며 설득했지요.

너무 자신만만했습니다.

쌍둥이 딸들을 낳고 난 이후 저에게는 모든 것이 쉽게만 느껴졌습니다. 남편은 꿈쩍도 하지 않았지만 저는 남편의 마음이 돌아서기를 바라면서 계속 아기를 갖자고 졸랐습니다. 남편의 생각은 변함이 없었지만, 온 우주는 저의 편이었습니다. 제가 호르몬 제제와 잘 맞지 않기 때문에 우리는 주기법을 사용해 피임을 하고 있었습니다. 그러나 제 경우를 보면 그 방법은 그리 효과적이지 않은 것 같습니다. 임신 테스트기에서 양성 반응이 나왔을 때 느꼈던 약간의 죄책감과 흥분을 기억합니다. 남편이 저와 똑같이 좋아하고 흥분할 것으로 기대하지는 않았습니다. 당시 우리는 많이 피곤했고 정신적 여유가 없는 상태였거든요. 그의 생일날, 두 줄이 선명한 임신 테스트기를 상자에 담아 선물했습니다. 그는 너무 큰 충격을 받았고, 1~2주간은 그 이야기를 꺼내지도 않았습니다. 지금은 저도 당시 남편에게 그 소식을 받아들일 만한 시간이 필요했음을 인정합니다.

이번에는 가정 출산을 계획했습니다. 먼저 담당 의사와 확인을 하고 가정 출산을 도와줄 조산사를 찾아보기로 했습니다. 우선 구글에서 "두 번의 쌍둥이 임신"을 검색했습니다. 어떤 결과가 나왔을까요? 3,000분의 1의 확률에 해당하는 경우였습니다. 몇 개의 다태아 임신 부모 카페에 올라온 글들을 읽었습니다. 또 쌍둥이를 임신했을지도 모른다는 육감이 발동했나 봅니다. 남편 역시 이번에도 쌍둥이라고 100% 확신하는 것 같았습니다. 검진일에 우리는 함께 병원에 갔습니다. 담당 의사가 초음파를 보여주자마자 남편은 자신이 무엇을 보고 있는지 알아차렸습니다. "쌍둥이다!!" 우리는 웃었고, 울었고, 그리고는 이내 침묵했습니다. 도대체 무슨 일이 일어난 거야? 제일 맏이인 벨라에게 도대체 이 소식을 어떻게 알려야 하지? 벨라가 쌍둥이 동생들을 사랑하기는 하지만 아기 물건이 사방에 널려 있는 것이 그리 신날 일은 아니잖아요. 특히나 또 쌍둥이라면요.

이 일은 제 인생의 가장 큰 충격이었습니다. 어떤 느낌이었는지 표현하기조차 힘듭니다. 마침내 모든 주변 사람들이 이 사실에 익숙해졌습니다. 처음에는 대부분의 사람들이 제 말을 믿지 못하더군요. 저는 18주에 정밀 초음파를 보기 전까지 혹시라도 아기들이 잘못될까봐 매우 예민했습니다. 정보를 너무 많이 검색한 나머지 쌍둥이 소실 증후군van- ishing twin syndrome(쌍둥이 중 한 아기가 임신 초기에 사라지는 현상) 같은 안 좋은 사례에 너무 집착했고, 불안감은 지붕을 뚫고 나갈 기세였습니다. 그러나 초음파를 보기 위해 기차를 타고 병원으로 가는 도중에 제 앞에 똑같은 목소리를 가진 10대의 쌍둥이 남자아이들이 앉아 있는 것을 보았습니다. 그 순간 저는 강렬한 안도감을 느꼈습니다. 초음파도 하기 전이었지만 제 아기들에게 아무런 문제도 없다는 예감이 들었습니다. 그리고 둘 다 아들이라는 사실도요. 저의 직감은 정확했습니다. 그때야 남편은 흥분하기 시작했습니다. 그는 네 딸을 얻은 뒤에 비로소 아들을 얻게 됐습니다. 그것도 둘씩이나요!

　저는 임신 기간 동안 두 군데의 의료 기관을 이용했습니다. 담당 의사를 속이는 듯한 기분도 들고 가정 출산을 계획 중이라는 사실도 말하지 않아 죄책감이 들었습니다. 조산사는 아기들이 36주 이후에 태어날 경우에만 가정 출산을 하라고 권유했습니다. 안전한 가정 출산을 위해서 저도 그 의견에 동의했습니다. 그녀는 또한 아기들이 이란성 쌍둥이라는 사실을 알고 흥분했습니다(이란성: 두 개의 서로 다른 난자와 두 개의 서로 다른 정자가 만나 생긴 두 개의 수정란으로부터 생긴 쌍둥이). 왜냐하면 이란성일 경우 쌍둥이 출산의 위험도가 일부 감소하기 때문입니다. 드디어 36주가 됐고, 그 후로도 이 쌍둥이들은 39주 3일까지 제 배 속에 머물렀습니다. 자궁 경부는 5㎝가량 열렸었는데, 그 상태로 저는 몇 주를 더 보낸 것입니다!

　담당 의사는 몇 번이나 양수를 터트려서 출산을 시작하자고 제안했습니다. 살짝 유혹에 넘어갈 뻔했습니다. 하지만 저는 의학적으로 꼭 필요한 경우가 아니라면 병원에서 출산하는 것이 두려웠습니다. 마지막 몇 주 동안은 거의 매일 울면서 보냈습니다. 두 남자 아기를 그렇게 오래도록 품고 있기가 너무 힘들었어요. 하지만 가치 있는 일이기도 했습니다. 7월 2일 아침 7시경, 진통이 시작됐습니다. 잠에서 깨자마자 바로 수축이 왔습니다. 그 전날 밤은 친정어머니, 이모, 여동생이 와서 다함께 지냈습니다. 여동생은 아직 태어나지도 않은 아기들을 보기 위해 저희 동네에 일찍부터 와 머물고 있었습니다. 그녀를 비롯해 누구도 제가 40주까지 임신을 유지하리라고는 생각하지 못했기 때문이지요! 그들이 모두 모여 있어서 정말 좋았습니다. 그들은 아이들에게 아침밥도 해주고 공원에도 데려갔습니다. 그동안 남편은 조산사에게 전화를 했습니다. 진통이 아주 강하고 빨랐기 때문에 저는 이번 출산이 매우 빨리 진행될 것임을 알 수 있었습니다.

샤워를 하러 들어가서 등 뒤에 뜨거운 물을 틀어 놓았습니다. 수축과 압박감이 같이 찾아왔습니다. 이번 진통은 지난 두 번의 출산 때와는 다르게 느껴졌습니다. 마음이 편했고 스스로 잘 조절하고 있다는 생각이 들었습니다. 저는 수축을 잘 견딜 수 있었고 통증을 피하려고 하지도 않았습니다. 오히려 수축을 받아들이고, 사실 즐기고 있었습니다. 마침내 제 몸을 믿고 출산 과정을 신뢰하는 법을 배웠기 때문입니다. 또한 출산 둘라로서 몇 번이나 출산에 참여한 적도 있었고, 출산하는 몸의 강인함과 능력을 직접 보기도 했습니다.

저는 욕조에서 다소 빨리 나왔는데 때마침 조산사가 마법처럼 나타났습니다. 방에서 잠시 진통을 하는 동안 조산사가 제 몸의 진행 상태를 확인했습니다. 자궁 경부는 이미 다 열려 있었습니다. 양막이 불룩해졌기 때문에 조산사는 저에게 일어서라고 말했어요. 일어났습니다. 그리고 다음 수축이 오면서 양막이 터졌습니다. 얼마나 안심이 되었는지 몰라요. 진통 사이사이에 침대에 누워 쉬기로 했습니다. 그리고 얼마 지나지 않아 밀어내고 싶은 느낌이 들었습니다. 수축을 하면서 중간중간 웃기도 하고 농담도 했습니다. 아침 10시 5분에 루크가 나왔습니다. 겨우 세 시간의 짧은 진통이었어요. 그 아이를 밀어내면서 정말 다행이라고 느꼈습니다. 그리고는 곧 또 한 명의 아기를 밀어내야 한다는 생각이 떠올랐어요. 수축은 약간 느려졌고 로코가 나오기까지 약간의 시간이 걸렸습니다. 로코는 양막에 완전히 쌓인 채 루크보다 46분 뒤인 오전 10시 51분에 태어났습니다.

두 아이를 낳은 직후에 이번 출산이 정말 쉬웠다고 말했던 기억이 납니다. 정말 즐거웠습니다. 아기들이 크고 건강한데다가, 집에서 두 아들을 낳을 수 있어서 진심으로 행복했습니다. 루크는 3.6kg, 로코는 3.4kg였습니다. 아이들은 젖도 잘 먹었습니다. 쌍둥이들이 태어난 직후 공원에서 돌아온 딸아이들은 제 침대 위로 뛰어올라와 두 남동생을 만났습니다. 너무나 사랑스러운 순간이었습니다. 지금 생각해도 가슴이 벅차오르며 눈물이 납니다. 너무나 완벽한 출산이었습니다. 저에게도 최소한 한 번의 출산 오르가즘을 느껴볼 자격이 있었네요. 그렇죠? 저를 맡아주었던 훌륭한 조산사가 너무 감사했습니다. 제 옆에 그렇게 있어줘서 말입니다. 사실 쌍둥이들을 가정 출산하겠다는 제 계획을 지지해주는 사람들이 많지는 않았어요. 그녀는 언제나 제 마음속에서 특별한 자리를 차지하고 있을 것입니다. 제가 그처럼 고요하고 평화로우며 아름다운 출산을 경험할 수 있었다는 사실이 너무 기쁩니다.

DOULA'S GUIDE

to Empowering Your Birth

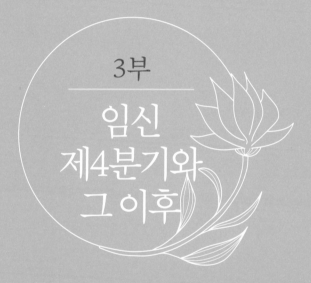

3부

임신
제4분기와
그 이후

임신 제4분기의 회복

여러분의 아름다운 몸은 인간의 탄생을 앞두고 있습니다. 이 놀라운 업적을 달성한 후 여러분의 몸은 휴식과 보살핌이 필요합니다. 아마 여러분은 질식 분만 또는 제왕 출산을 하겠지요. 어느 쪽이든 둘 다 새 생명을 낳는 일입니다. 어떤 아기는 문으로, 또 어떤 아기는 창문으로 나옵니다. 모든 사람은 저마다 회복력이 다릅니다. 질식 분만일 경우 일반적으로 더 쉽고 빠르게 회복하지만 항상 그렇지는 않습니다. 제가 돌본 산모 중 한 명은 저와 함께 두 명의 아기를 낳았는데, 한 아기는 질식 분만으로, 다른 아기는 제왕 출산으로 태어났습니다. 그녀의 경우에는 제왕 출산 후 회복 과정이 더 빨랐습니다. 모든 출산과 산후 경험은 마치 눈의 결정처럼 제각각 독특한 모습을 띠고 있습니다.

첫아이를 낳았을 때 저는 산후 준비가 몹시 부족했음을 느꼈습니다. 아무도 저에게 말해주지 않았고, 저 역시도 관심 없었던 많은 일들이 벌어졌습니다. 제 앞에는 고단한 여정이 펼쳐졌습니다. 만약 그때로 다시 돌아간다면 거부하지 않고 더 잘 준비하고 싶습니다. 출산의 순간을 위해 너무 많은 준비를 하고 신경을 쏟다보면 출산 후인 임신 제4분기를 종종 잊게 됩니다. 임신 제4분기는 부모가 되는 법을 배우면서 여러분의 몸이 출산에서 회복하는 시간입니다. 아주 중요한 시간입니다!

그 당시에 누군가 저에게 알려주었으면 좋았을 내용 중 몇 가지를 적어보았습니다. 여러분의 텅 빈 배는 젤리 같이 물컹한 살들이 언덕을 이룬 듯한 느낌일 거예요. 굉장히 이상하면서 미처 예상하지 못했던 감정이 들 것입니다. 마치 몸 안의 기관들이 따로따로 움직이고 있는 기분이 들 거예요. 또한 몸의 중심이 사라진 것 같고요. 이때 산후 복대를 사용하면 조금 더 안정감을 느낄 수 있습니다. 저는 산후에 스카프를 배에 둘러 묶기도 했습니다. 이렇게 하면 허리 쪽으로 가는 부담을 줄여주어 도움이 됩니다. 제왕 출산 후 회복 중이라면 배에 훨씬 더 신경을 쓰고 살살 만져야 합니다. 요즘은 대부분 녹는 실로 수술 부위를 봉합하지만 일부 산과 전문의는 의료용 스테이플러를 사용하기도 하는데 이런 경우 상처가 아물고 난 후 제거해야 합니다.

여러분은 피를 많이 쏟았습니다. 저의 첫 출산을 떠올려보면, 당시 조산사는 산후에 주먹 크기보다 큰 핏덩이가 나오면 안 된다고 말해주었습니다. 네, 주먹처럼 큰 덩어리요. 출산 후 처음 며칠 동안 저는 일어설 때마다 아래로 따뜻한 피가 흐르는 것을 느꼈습니다. 출산 후 나오는 출혈(오로)의 양은 산후 10일까지가 가장 많습니다. 산후 최대 4~6주 동안 오로가 나올 수 있습니다. 제왕 출산을 하더라도 질 출혈이 있을 수 있습니다. 병원에서 주는 망사 속옷은 보기에는 흉하지만 기능은 꽤 좋습니다. 아주 크고 투박한 산모 패드를 잘 고정시켜 주거든요. 이 망사 팬티를 싫어하는 사람은 본 적이 없습니다. 가정 출산을 계획하더라도 걱정하지 마세요. 가정 출산용 키트를 주문할 때 이것과 똑같은 제품을 주문할 수 있습니다. 혹은 성인용 기저귀를 사용하는 방법도 있습니다. 농담이 아니구요. 출산 전후에는 실제로 계속 축축하다니까요.

오로Lochia

오로는 '출산과 관련된'을 의미하는 그리스어에서 유래했습니다. 산후기에 나오는 자궁 내막의 조직과 혈액으로 구성된 질 분비물입니다.

아마 여러분은 무척 배가 고플 거예요. 저는 매일 굶주린 기분이었습니다. 첫 출산의 순간보다 그 후 첫 끼니를 먹었던 때가 더욱 생생하게 기억납니다. 첫 식사는 라자냐였습니다. 저는 성인 다섯 명이 먹어도 충분할 만큼의 양을 먹어치웠습니다. 산후에 지인들이 면회를 온다면 여러분이 먹을 음식을 가져오라고 부탁하세요. 친구와 가족 등 방문객들이 가져오는 음식은 그들이 여러분을 도와줄 수 있는 훌륭한 방법입니다.

산후 출혈에 대해서

오로는 산후 몇 주에 걸쳐 조금씩 줄어듭니다. 출혈량이 많아지는 날이 있다면, 그날은 여러분이 너무 무리했다는 의미입니다.

- 캐리 페리Carrie Perry, 산후 둘라

만약 여러분이 제왕 출산을 했다면 약 6~8시간은 금식을 해야 합니다. 수술 직후에는 최대 48시간가량 배에 가스가 차고 메스꺼워서 배고픈 느낌조차 없을 수 있습니다. 모든 증상이 가라앉으면 매우 허기가 질 거예요. 녹색 잎채소나 견과류, 딸기처럼 항염 작용을 하는 음식을 먹어보세요.

간식

아기를 먹이고 돌보는 장소에 간식 바구니를 놓아두세요. 아기를 안고 있더라도 쉽게 손이 닿을 수 있을 만큼 가까운 위치가 좋습니다. 아몬드, 말린 과일 또는 아보카도 토스트를 추천합니다. 물론 수분 섭취도 매우 중요하니 가까이에 항상 물병도 준비해두세요.

첫 질식 출산에서는 대부분 회음부 열상이 생깁니다. 열상은 대개 봉합을 하는데 산후 처음 며칠 동안은 소변을 볼 때마다 따끔거리는 통증이 느껴집니다. 병** 에 따뜻한 물과 하마메리스를 섞어 사용하면 좋습니다. 소변보는 동안 회음부위에 병 안에 든 물을 분무해주면 따끔거림이 없어지고 불편한 느낌도 사라질 것입니다.

제왕 출산을 하면 수술 부위가 매우 아프고 고통스럽습니다. 그럴 때는 진통제를 복용하세요. 여러분은 방금 큰 수술을 받았습니다. 제왕 출산을 한 산모들이 저지르는 가장 큰 실수는 진통제를 먹지 않고 찢어질

** 역주: 미국은 비데나 좌욕기가 없어 소스 통처럼 생긴 페리 병에 물을 담아서 산후 관리에 사용합니다.

듯한 통증을 느끼면서 불안에 떠는 것입니다. 만약 모유 수유를 계획 중이라면 이 통증 때문에 모유가 돌지 않을 수도 있다는 점을 명심하세요. 주변의 도움을 받아서 수술 부위에 압력이 가지 않는 자세를 찾아보세요. 보통 옆으로 누워 있는 자세가 수술 후 가장 편안합니다.

출산 후에 대변보기가 두렵다는 말은 절대 농담이 아닙니다. 막 출산을 마쳤을 때 저는 몸에서 다른 무언가를 또 밀어낸다는 생각만으로도 제 몸이 터져버릴 것 같은 기분이었습니다. 저는 회음부의 봉합 부위가 터지는 것을 원치 않았어요.

여러분도 변비가 생기지 않게 하려면 물을 많이 마시세요. 필요하다면 변을 부드럽게 만들어주는 약을 복용하세요. 제왕 출산을 한 경우에는 진통제로 인해 변비가 생길 수 있기 때문에 이를 예방할 수 있는 변

회음부 회복에 대해서

산모의 상태와 감정에 따라 이 요법의 효과는 물론 다를 수 있습니다. 양질의 린덴 꽃이나 붉은 클로버 꽃송이를 우려낸 물은 미네랄 강화, 진정 작용, 항염 작용 및 생체 색소 화합물의 작용을 높이는 데에 도움이 될 수 있습니다. 물이나 차에 레이디스 맨틀Alchemilla vulgaris(성모초) 용액을 20~30방울 넣어 마시면 출산 후에 산모의 신체적, 정신적 균형 감각을 회복시켜주고 주요 호르몬의 작용을 도와줍니다. 회음부 회복을 돕는 좌욕 방법으로 컴프리 잎(15g), 금잔화꽃(113g), 하마메리스 잎(12g) 또는 하마메리스 나무껍질(38g), 서양톱풀꽃(15g) 그리고/또는 질경이 잎(18g) 등을 병에 넣은 뒤 끓는 물을 2L 정도 부어서 만든 물을 반 컵 정도 부어서 사용하면 효과적입니다.

- 로빈 로즈 베넷, 작가, 자연주의자, 허벌리스트, 주술사, 그리고 '신비한 치유법' 설립자

연화제를 처방해줍니다.

출산 후 2~5일 정도 지나면 여러분의 유방/가슴에는 엄청난 변화
가 일어납니다. 남편이 잠깐 외출했다가 돌아온 사이에 제 가슴은 정말
로 미사일처럼 커졌을 정도랍니다. 울혈이 생기고 통증도 매우 심해서
깜짝 놀랐습니다. 사람들은 이 과정을 왜 "젖이 돌 때"라고 부를까요?
실제로 여러분의 몸에서 일어나는 증상과는 대조적으로 이 말은 아주
온순한 표현입니다. 그러나 이 불편함은 보통 일시적이고 일반적으로
24시간 이내에 가라앉습니다. 젖몸살이 심하지 않게 지나갈 수도 있습
니다. 하지만 젖몸살을 앓는다 하더라도 여러분 혼자만의 문제가 아니
라는 사실에 위안을 찾으세요.

만약 모유 수유/가슴 수유를 계획 중이라면 성공적인 모유 수유를 위
해 몇 가지를 알아두세요. 출산 후 첫 한 시간 이내에 젖을 물리도록 하
세요. 이때 여러분의 몸에서는 황금 같은 초유를 만들어냅니다(214쪽
참조). 신생아는 위의 크기가 매우 작기 때문에 아주 적은 양의 초유만
으로도 충분합니다. 초유는 아기의 장운동을 도와 매우 끈적거리는 타
르 같은 태변이 잘 나오도록 해줍니다(233쪽 참조).

가슴 수유Chestfeeding
가슴 수유는 성전환을 받은 사람들이 아기를 수유할 때 사용하는 성 중립
적 용어입니다.

아기와 피부 접촉을 많이 하세요. 비스듬히 누운 자세로 젖을 먹여보

세요. 처음에는 젖먹이기가 불편합니다. 여러분의 젖꼭지가 이렇게 많은 일을 하는 것은 아마 여러분 인생에서 처음일 테니까요. 아기가 제대로 젖꼭지를 물었다 하더라도 계속 아플 수 있습니다. 그러나 쑤시는 듯 아프면서 유두에 피가 난다면 정상이 아니니 꼭 수유 전문가의 도움을 받으세요. 만약 무엇인가 잘못됐다고 생각된다면 바로 도움을 요청하세요. 여러분은 아기와 함께 배워가는 중이랍니다. 저는 여섯 명의 아이 모두에게 모유를 먹였는데 아이마다 수유하는 상황이 달랐습니다. 제각각 상당히 다른 문제와 고충이 따랐습니다. 제 산모 중 한 분은 첫아이는 모유 수유하기가 너무 힘들었는데 두 번째로 낳은 쌍둥이 때는 비교적 쉬웠다고 말한 적이 있습니다. 그러니 여러분의 상황은 어떨지 정확히 예측하기가 어렵습니다. (젖먹이기에 대한 정보는 211쪽에 있습니다.)

유두 균열

유두 균열을 치료하기 위해 제가 추천하는 방법은 수제 식염수(따뜻한 물 235ml에 천일염 1/2티스푼(2.5g)을 섞은 것)로 씻어내는 것입니다. 아기에게 젖을 먹이고 난 후 매번 수제 식염수로 젖꼭지를 완전히 헹구고 자연 건조시키세요. 아기가 소금기를 싫어한다면 젖을 물리기 전에 따뜻한 물로 헹구세요. 이 방법은 상처를 금방 낫게 하는 데 아주 효과적입니다.

일부 산모에게는 산후의 몸 관리가 일종의 도전일 수 있습니다. 임신 전 입던 청바지가 출산 직후 바로 맞을 수도 있고 다시는 입지 못할 수도 있습니다. 괜찮습니다. 여러분의 몸은 열 달 내내 아기를 키우고 영양을 공급하는 데에 심혈을 기울였습니다. 그러니 충분히 회복할 시간을 주어야 합니다. 신축성이 있고 편안한 옷을 입으세요. 지금은 식이 조절 다이어트를 시작할 때가 아닙니다. 아기 체중 줄이기 대회에 나가는 것은 아니잖아요. 무엇 때문에 이렇게 행동하는지 생각해보세요. 몸의 회복을 위해 건강하고 영양이 풍부한 음식을 드십시오. 저는 출산 후에 비현실적으로 날씬하고 잘록한 허리를 만들어주겠다고 홍보하는 회사들을 아주 싫어합니다. 셀룰라이트와 튼살 자국이 있는 몸은 새로운 생명을 탄생시킨 한 점의 예술품입니다. 여러분의 몸은 찬양과 존경을 받을 가치가 있습니다.

골반 기저 근육 및 인대 그리고 혈관 및 신경의 건강과 회복

아기를 낳은 후 골반 기저부의 회복은 매우 중요합니다. 출산한 지 1년이 지난 저에게는 지금도 여전히 요실금이 있습니다. 뛸 때마다 속옷은 항상 젖어 있어요. 그래서 저는 산후 운동 추천 목록에서 크로스핏을 제외시켰습니다.

아마 여러분이 아기를 갖기 전에는 이 주제에 대해 거의 이야기를 나누어 본 적이 없을 것입니다. 여러분은 건강한 임신과 출산을 위해서는 열심히 준비하지만 막상 출산 후에는 자신의 몸을 어떻게 돌보고 있습니까? 저의 가장 큰 걱정은 여섯 명의 아이를 출산하고 났더니 말 그대로 자궁이 닳아 없어질 것 같다는 점입니다.

모유 수유 시 꼭 알아야 할 사항

- 라샨다 댄리치LaShanda Dandrich, 국제모유수유전문가IBCLC, 산후 둘라

여러분의 유방! 결국 우리는 포유동물이며 이 경이로운 유방 조직을 통해 새로 태어나는 생명에게 영양을 공급합니다. 이 말이 아주 아름답게 들리지는 않겠지요. 그러나 이 일은 정말 자연스러운 과정입니다.

모유 수유(혹은 모유)는 우리 몸의 호르몬 기능과 연결돼 있습니다. 출산하면서 아기가 우리 몸과 분리되고 이어서 태반도 빠져나가면 호르몬 변화가 생기면서 젖이 나오기 시작합니다. 모유가 나오는 이유는 이제는 몸 밖으로 나온 우리의 아기에게 먹이기 위해서입니다.

만약 여러분이 임신 전이나 임신 기간 중에 호르몬 문제가 있었음을 알고 있고(때로 모를 수도 있습니다), 모유 수유를 계획하고 있다면, 국제모유수유전문가IBCLC(International Board Certified Lactation Consultant)와 상담해 볼 것을 적극 권장합니다. 유방이나 유두의 외과적 수술 및 유방의 발달 이상 문제도 포함됩니다.

이러한 문제가 없더라도 임신 중에 모유 수유 강좌를 수강해서 건강한 모유를 만들어내고 유지하는 생리적 과정에 대해서 알아두면 좋습니다. 모유 수유는 여러분의 자매, 사촌, 친구들의 경우나 책에 쓰인 내용과는 다를 수도 있습니다. 모유 수유는 여러분과 여러분 아기만의 교감입니다.

당연하지만 모유 수유에서 중요한 또 하나의 요소는 바로 여러분의 아기입니다.

모유 수유는 자연스러운 과정이지만 갓 태어난 아기에게는 처음 해보는 식사 방식임을 명심하세요. 아기도 여러분처럼 새로운 이 과정을 배워야 합니다. 설령 아기가 자궁에서 나오면 저절로 엄마젖을 찾는다고 해도 아기는 어떤 유방과 유두의 형태를 만날지 알 수가 없습니다. 따라서 여러분이 먼저 통증 없이 그리고 올바른 방법으로 아기에게 젖 물리는 방법을 배워둔다면 도움이 되겠지요.

이 과정은 아기가 처음 겪는 일이므로 아기에게 적응할 시간을 주어야 합니다. 엄마의 유방을 신뢰하는 방법을 배울 수 있게 아기에게 시간을 주세요. 아기가 잘 적응하고 있는지 다음 사항을 살펴보고 도와주세요.

- 젖을 더 깊고 넓게 물기(아기들은 자신의 작은 손으로 연습하고 있습니다)
- 품 안에서 빨고 삼키며 호흡하는 법 배우기
- 아기가 만족할 만큼 먹는 데 걸리는 시간
- 24시간 동안 먹는 데 걸리는 시간과 횟수
- 엄마 자궁 밖의 환경에 적응하기

다시 한 번 강조합니다. 산전 모유 수유 강의를 듣고 위에 제시한 고려 사항에 대한 해답을 찾고, 건강한 만삭아에게는 무엇이 정상인지도 미리 알아둘 필요가 있습니다.

만약 여러분의 아기가 조산아이거나 모유 수유가 잘 안 된다고 생각되면 언제든지 소아과 의사나 모유 수유 전문가에게 연락해서 효과적인 방법을 알아보세요.

여러분은 이 '기본 항목'에 대해 도움을 요청하리라고는 생각지 못했을 것입니다. 그러나 모유 수유를 제대로 시작하길 원하는 분들께는 정말 중요한 문제입니다. 모유 수유 준비와 여러분의 서포트 팀구성은 임신 초기부터 시작해야 합니다. 여러분의 출산을 도와줄 의료진과 전문가들이 모유 수유도 잘 도와줄 수 있는지 확인해보세요. 여러분이 원하는 출산 방식은 무엇인지(약물 개입, 자연 출산 등), 그리고 출산 직후에 예상되는 상황은 무엇인지 미리 상의하세요. 병원에서 출산 예정이라면 병원의 방침을 확인하세요. 가능하면 빨리 아기와 피부 접촉을 하세요. 그러면 아기는 자연적인 본능에 따라 엄마젖을 찾을 수 있습니다.

그 이외에 중요한 것은 바로 옆에서 즉각적인 도움을 주어야 한다는 점입니다. 배우자도 함께 모유 수유 강의에 참석하세요. 아기에게 수유를 시작하기 위해서는 서로서로 협력할 필요가 있습니다. 그러니 주변 사람들이 모두 그 과정을 알고 있으면 좋겠지요. 가능하다면 할아버지, 할머니도 함께 강의에 참석하시고, 이분들이 읽을 수 있도록 (수유 관련) 책을 구입하는 것도 고려해보세요. 그분들 세대는 모유 수유를 그다지 권장하지 않았기 때문에 때때로 아기를 충분히 먹이기 위해 분유 보충을 해야 한다고 생각하는 경우가 많습니다. 배우자도 마찬가지입니다. 두 상황 모두 모유 수유를 하기로 결정한 부모에게 많은 스트레스를 줄 수 있습니다.

산부인과 의사, 소아과 의사, 둘라 혹은 야간 간호사가 모유 수유를 적극 권장하며 지지한다고 생각하면 오산입니다. "모유 수유에 열심히 매진하세요"와 "원하면 언제든지 분유를 주세요"라는 문장은 모유 수유 권장 방침에서 공존할 수 없습니다. 모유 수유를 도와준다는 의미는 여러분이 놓인 상황을 평가해주고 원래의 목표를 달성할 수 있도록 적절한 방안을 제시해주는 것입니다. 모유 수유에 성공하지 못하는 이유는 모유량이 적어서가 아니라 주변의 응원과 산모 자신의 자신감이 부족하기 때문입니다.

모유 수유 전문 상담가는 최근에 새로 생겨난 직업입니다. 산모와 아기의 모유 수유를 돕기 위해서는 더 많은 모유 수유 전문가가 필요합니다. ILCL.org 사이트를 통해 국제모유수유전문가를 알아보아도 좋고, 여러분 스스로 도움을 받을 수 있는 인적 네트워크를 구축하면 좋습니다. 이렇게 비유해 볼게요. 만약 여러분이 마라톤을 준비하고 있다면 매일 집에서 뒹굴 거리는 사람과 어울리지는 않을 것입니다. 여러분의 목표가 성공적으로 아기에게 모유 먹이기라면 그 목표를 완전히 이루도록 도움을 줄 수 있는 사람을 찾아보세요.

지역 사회의 모자 보건 센터 또는 모유 수유 클리닉을 알아보세요. 어디서부터 시작해야 할지 잘 모르겠다면 페이스북에도 여러분의 고민을 해결해 줄 수많은 지역 모유 수유 지원 단체가 있습니다.

골반 기저부는 골반의 아랫부분을 서로서로 이어주는 근육 조직입니다. 이 근육들은 질 입구, 항문, 요도를 둘러싸고 있습니다. 그리고 자궁이 골반 안쪽에 자리 잡도록 유지시켜주며, 여러분이 소변과 대변을 조절할 수 있도록 도와줍니다.

케겔 운동

우리는 임신 중에 케겔 운동의 중요성에 대해 많이 듣게 됩니다. 그리고 저는 '출산 후' 케겔 운동도 적극 지지하는 사람입니다. 케겔 운동은 출산 후에 약해질 수 있는 골반 기저부를 강화하기 위해 수축과 이완을 반복하는 운동법입니다. 골반 기저부가 약해지면 요실금, 자궁 탈출증, 방광 및 장 탈출증, 그리고 감각 저하를 가져올 수 있습니다. 케겔 운동을 하기 전에 먼저 골반저 근육을 찾는 법이 궁금할 겁니다. 소변을 참거나 방귀를 참는 느낌에 집중해보세요. 산후 첫 몇 주 동안 아기에게 수유할 때마다 하루 50번씩 케겔 운동을 해보세요. 수축하고 이완하고, 수축하고 이완하세요. 수축과 이완 속도에 변화를 주면서 해보세요. 저는 수축과 이완을 빠르게 반복하는 케겔 운동을 '번개 케겔', 천천히 반복하는 것은 '거북 케겔'이라고 부릅니다. 요즘에는 골반 근육 운동 기구의 종류가 많이 있습니다. 본인에게 맞는 기구를 찾아보고 의료진과 상담하세요. 요실금이나 감각 상실이 있다면 골반 전문 물리 치료사를 찾아가 보시는 것도 좋습니다.

요니 에그

저는 요니 에그yoni egg(케겔 운동 기구)를 이제 막 접해본 초보 사용자입니다. 저는 최근에 여섯 번째 아기를 낳았고 골반 기저부도 관심과 사랑을 쏟아야 한다는 사실을 잘 알고 있습니다. 여러분은 왜 제가 끈이 달린 달걀 모양의 기구를 질 안에 넣는지 그 이유가 궁금할 것입니다. 우선 요니 에그는 제가 사는 지역의 자연 치유 및 요가 모임에서 아주 유행하고 있습니다. 친구와 동료들로부터 좋은 평가를 듣고 호기심에 구입했습니다.

요니 에그는 5,000년 이상 성기능 향상과 건강을 얻기 위해 사용돼 왔습니다. 저는 이 세상에 새 생명을 안겨준 제 몸을 존중하기 때문에 질에도 신경을 써야 한다는 생각이 아주 강했어요. 옥으로 만든 요니 에그로 케겔 운동을 하면 골반 기저부 강화에 도움이 되고 민감도가 향상됩니다. 옥은 다른 돌보다 구멍이 적기 때문에 케겔 운동 기구로 사용하기에 가장 적합합니다. 옥은 건강과 풍요를 의미하며, 치유 과정을 활성화하는 돌로 알려져 있습니다. 만약 이 물품의 안정성이 의심된다면 담당 의사와 상담해보세요.

산후 감정 조절

지금까지 산후에 발생할 수 있는 많은 신체적 변화에 대해서 다루었습니다. 그렇다면 산후에는 어떤 감정적 변화를 겪게 될까요? 아무도 저에게 누군가의 부모가 된다는 것의 엄청난 책임감에 대해 말해주지 않았습니다. 우리는 주변에서 무심코 내뱉은 산후 우울감이라는 말을 대수롭지 않게 흘려들었습니다. 친구 중 몇 명은 산후에 눈물이 찔끔 나는 순간이 있었다고 말해주기는 했지만 자신들이 실제로 겪었던 생생한 정서적 변화에 대해서는 결코 알려주지 않았습니다. 이것은 자신이 느낀 수치심이나 창피한 감정을 큰소리로 공유하고 싶지 않은 심리와 비슷합니다.

부모가 됐다는 사실보다 더 강하게 여러분의 세계를 송두리째 흔들어 놓는 충격은 없습니다. 오락가락 하는 기분 변화, 발작적인 울음, 불면증, 짜증, 후회, 기쁨, 부끄러움, 죄책감, 슬픔 등 이 모두가 정상적인 산후 반응입니다. 이러한 감정의 롤러코스터는 보통 산후 2~3주 정도 지속됩니다. 약 3주가 지났는데도 증상이 계속된다면 추가적인 도움이 필요합니다. 도움을 요청한다고 부끄러워하지 마세요. 저는 첫 쌍둥이 출산 후에 심리 치료사에게 상담 전화를 한 적이 있습니다. 혹시라도 자살하고 싶은 충동이 들거나 여러분 자신, 또는 신생아 돌보기가 힘들게 느껴진다면 즉시 도움을 요청하세요.

산후 자기 관리

제가 돌보고 있는 산모들을 산후에 방문할 때마다 저는 여러 상황과 마주치게 됩니다. 그중에서도 한 가지 상황에 자주 접하게 되는데 바로 초보 부모들의 경우 너무 잘하려고 무리하게 애를 쓴다는 점입니다. 최근에 방문했던 신모는 산후 일주일이 채 지나지 않았는데 무릎을 꿇은

산후 허브 목욕

제가 가정에서 출산했을 때 조산사는 출산 후 바로 허브 목욕을 해도 좋다고 말했습니다. 제왕 출산을 하신 분이라면 죄송합니다. 산과 주치의가 목욕을 해도 된다고 허락할 때까지 조금 기다려주세요. 산후 질의 통증이나 찢어짐 그리고 치질이 회복되는 데에 허브 목욕은 굉장한 도움이 됩니다. 제가 고른 허브는 탯줄이 떨어진 아기의 배꼽 부위가 아무는 데에도 도움을 줄 수 있습니다. 저도 출산 후 첫 허브 목욕을 아기와 함께 했답니다.

허브를 넣을 거름 주머니를 구입하세요. 배합한 허브를 주머니에 넣은 뒤 수도꼭지에 걸어 따뜻한 물이 주머니를 통과하여 욕조 안에 들어가게 해주세요. 욕조에 물이 가득 차면 허브 주머니를 묶어 욕조 안에서 살살 흔드세요.

욕조 안에 온수를 채울 때 히말라야 바다 소금 1/2컵(130g)도 함께 넣습니다. 주머니에 넣어 사용할 허브는 다음과 같습니다.

- 말린 컴프리 잎 1/4컵(8g)
- 라벤더 1/4컵(7g)
- 말린 붉은 라즈베리 잎 1/4컵(14g)
- 말린 서양톱풀꽃 1/4컵(14g)

허브 목욕을 즐겨보세요.

상태로 손목을 혹사시키면서 부엌 바닥을 닦고 있었습니다.

저는 그녀의 손을 살며시 잡고 침실로 데려갔습니다. 제가 그녀의 발을 마사지 해주고 차 한 잔을 가져오는 동안 그녀는 침대에서 아기를 돌보았습니다. 저는 그녀에게 충분히 회복할 시간을 누릴 자격이 있다고 말해주었습니다. 산모들은 스스로를 돌볼 필요가 있습니다. 부엌 바닥이 더러운들 대체 누가 신경을 쓸까요? 산후에는 편히 쉬도록 하세요. 여러분의 귀여운 아기가 태어난 후에는 주변 이웃에 알려서 도움을 받고 회복에 힘쓰세요. 대부분의 친구와 가족들이 여러분을 돕고 싶어합니다. 새로 태어난 아기가 포동포동해지고 윤기가 돌면 그들의 호의를 충분히 활용하세요.

산후 선호 환경 설정

모든 사람들이 출산 자체에만 너무 집중하기 때문에 산후에 대한 계획은 종종 소홀하기 마련입니다. 그러나 산후의 선호 사항을 작성해보는 것도 아주 중요합니다. 여러분은 출산 후 어떻게 지내시기 바라나요? 아기가 이 세상에 나오기 전에 그 부분을 확실하게 결정하고 여러분이 원하는 바를 의논해보세요.

병원이나 조산원에서

• 출산 직후 아기와 유대감을 높일 시간 확보를 위해 신생아 기본 처치를 1시간가량 미루시겠어요?

- 수유 계획은 무엇입니까?
- 모유 수유를 도와줄 의료진/프로그램이 있습니까?
- 아기와 모자동실 계획이 있나요?

가정에서

- 여러분을 도와줄 서포트 팀은 누구인가요?(가족, 친구, 산후 둘라 등…)
- 출산 후 영양 보충을 위한 계획이 있습니까?
- 여러분과 아기가 부담스럽지 않도록 방문객들의 시간을 정하세요. 짧지만 알찬 만남이 되도록 시간을 조정하세요. 방문객들에게 여러분이 필요한 물건/음식을 가져와 달라고 부탁하세요.
- 집안일을 도와줄 사람은 누구인가요?

산후 영양 공급

영양분이 풍부하면서도 간단한 음식을 섭취하도록 하세요. 호르몬 체계를 임신 전 상태로 되돌리기 위해서는 계속 영양분을 공급해서 신체를 회복시켜야 합니다. 산후에 충분히 섭취해야 할 음식과 피해야 할 음식을 몇 가지씩 알려드릴게요. 그리고 모유 수유를 할 경우 아기가 필요로 하는 영양을 유지하기 위해서 하루에 300~500칼로리를 더 섭취해야 한다는 사실, 꼭 기억하세요. 영양가는 없고 열량만 높은 음식도 피하세요.

영양이 풍부한 음식

아몬드 버터: 단백질 함량이 높아 에너지 바를 만들거나 스무디에 첨가하면 좋습니다.

아몬드: 침대 옆 탁자에 두고 간식으로 먹기에 좋으며 단백질 함량이 높습니다.

아보카도: 몸에 좋은 지방이 풍부해 산후 에너지원으로 좋은 간식입니다.

베리류: 항산화 물질이 가득 들어 있으며 손으로 집어먹기 편하고, 스무디에 넣어도 좋습니다.

닭곰탕: 뼈를 고아낸 국물은 영양소가 가득해서 신체 회복에 굉장히 좋습니다. 미리 준비해서 냉동실에 보관해 놓으면 먹기에 편리합니다 (209쪽 참조).

홈메이드 치킨 수프: 할머니가 만들어 주는 치킨 수프를 먹으면 늘 기분이 좋았던 이유가 있습니다. 콜라겐은 질식 분만이건, 제왕 출산이건 산후 회복에 많은 도움을 줍니다. 베타카로틴이 풍부한 뿌리채소도 함께 넣어 만드세요.

생선: 자연산 연어와 정어리는 오메가-3 지방산이 풍부하므로 산후 건강식으로 꼭 드시기 바랍니다. 또한 오메가-3 지방산은 산후 우울증의 발생 비율을 낮춰준다고 알려졌습니다.

아마기름: 오메가-3 지방산이 풍부합니다.

그린 스무디: 46쪽을 참조하세요.

녹색 잎채소: 잎채소는 여러분과 아기에게 좋은 비타민 A가 풍부합니다. 녹색은 심장 건강에 좋은 항산화 물질을 가지고 있습니다. 잎채소는 혈액을 만드는 데 큰 역할을 하기 때문에 출산 중 출혈이 많았던 분께는 특히 중요합니다. 시금치, 양배추, 겨잣잎을 구입해보세요.

쐐기풀 차: 말린 쐐기풀을 8시간 정도 뜨거운 물에 담그면 여러분의 에너지를 높일 수 있는 조혈 음료가 됩니다. 쐐기풀은 모유의 양을 늘려주고 모유의 영양도 풍부하게 해줍니다(210쪽 참조).

비건 렌틸콩 수프: 208쪽을 참조하세요.

산후에 피해야 할 음식

설탕: 영양가 없고 열량만 높은 정제 설탕을 피하세요. 설탕은 독입니다. 대신 과일을 통해 천연 과당을 섭취하도록 하세요.

술: 10개월 동안 다시 술을 마시게 될 날을 기다려 왔을 수도 있지만 여러분과 아기에게 알코올은 전혀 도움이 되지 않습니다. 꼭 마셔야 한다면 가끔 레드 와인 한 잔 정도는 괜찮습니다. 단, 반드시 한 잔만 마시고 흥청망청 취하지 않도록 주의하세요. 음주와 모유 수유는 병행할 수 없습니다. 산모와 신생아가 함께 숙취에 시달리는 모습을 상상해보

세요. 다시는 모유 수유 중에 술을 마실 수 없을 것입니다.

카페인: 언행을 일치시키기가 쉽지는 않았습니다. 저도 커피는 마셨습니다. 다만 하루에 한 잔(235ml)으로 제한했지요. 너무 많은 카페인은 불안감을 유발하며 모유를 먹는 여러분의 아기도 불안하게 만듭니다.

유제품: 유제품은 신생아에게 가장 흔한 알레르기의 원인입니다. 모유 수유를 하는 경우 유제품 섭취를 제한하세요.

매운 음식: 매운 음식을 먹으면 아기가 모유를 거부할 수 있습니다.

밀가루: 정제 탄수화물인 밀가루는 혈당을 급격히 상승시킬 수 있습니다. 또한 밀에는 대부분의 사람들이 소화하기 어려워하는 글루텐이 들어 있습니다. 글루텐에 예민한 사람에게는 부작용이 생길 수 있습니다.

소고기: 붉은 살코기는 포화 지방이 많기 때문에 혈중 콜레스테롤을 높일 수 있습니다. 그리고 현대의 고기는 각종 호르몬과 항생제로 가득합니다. 저는 개인적으로 모든 붉은 살코기를 멀리하고 있습니다.

익히지 않은 마늘과 양파: 모유 수유를 할 경우 신생아에게 장내 가스를 유발할 수 있습니다.

비건 렌틸콩 수프

- 캐리 페리, 산후 둘라

저는 라푼젤이라는 브랜드의 '허브와 바다 소금' 육수 네 덩어리를
8컵(1.9L)의 물과 섞어 사용합니다. 소금을 추가하지는 않습니다. 또
제가 사용하는 타임(백리향, 허브의 일종)은 남미 북부의 가이아나에
사는 친구가 정원에서 재배한 것입니다. 이 타임은 아주 특별한 재료
로 수프에 독특한 향미를 더해줍니다.

6~8인분의 양을 만들어 보겠습니다.

- 깨끗이 씻은 녹색 렌틸콩 2컵(384g)
- 야채 육수 8컵(1.9L)
- 다진 당근 3개
- 잘게 썬 작거나 중간 크기의 양파 1개
- 다진 마늘 4쪽
- 타임(백리향) 1큰술(3g)
- 시금치 1묶음
- 발사믹식초 1~2티스푼(5~10ml)
- 소금 약간

바닥이 두꺼운 냄비에 렌틸콩, 야채 육수, 당근, 양파, 마늘, 타임을
넣고 섞어줍니다. 센 불로 끓입니다. 불을 낮추고 꼭 맞는 뚜껑으로
덮으세요. 뚜껑을 덮은 채 2시간 동안 약한 불로 끓입니다. 밥솥이나
슬로우쿠커를 사용할 경우 8시간 정도 끓이면 됩니다.

시금치와 발사믹식초를 넣고 10분간 더 끓이세요. 소금으로 간을
맞춥니다. 따뜻할 때 드세요.

슬로우쿠커를 이용한 닭곰탕

　간단한 닭곰탕 조리법으로 산후 회복에 좋습니다. 항생제를 맞지 않고 유기농으로 키운 닭이면 크기에 상관없이 사용할 수 있습니다. 4~6인분 양의 조리법입니다.

- 유기농 로스트 치킨 1마리
- 히말라야 바다 소금 1큰술(15g)
- 중간 크기의 양파 1/2개
- 다진 마늘 4쪽
- 다진 큰 유기농 당근 1개
- 잘게 다진 셀러리 줄기 2개
- 월계수 잎 2개
- 유기농 사과식초 2큰술(30ml)
- 생수 8컵(1.9L)

　슬로우쿠커에 재료를 넣고 낮은 온도로 24시간 동안 끓입니다.

　식힌 후에 채에 밭쳐 국물만 걸러내세요. 바로 마셔도 되고 유리병에 넣어 냉장고에 보관하면 냉장실에서는 2~3일, 냉동실에서는 최대 1년까지 보관할 수 있습니다.

서양쐐기풀 음료 만들기

캐리지하우스버스에서 만드는 간단한 음료입니다. 만들기 간편하고 며칠 동안 보관도 가능합니다. 아이들이 먹기에도 좋습니다. 건강을 위해서, 영혼을 위해서, 인생을 위해서 쐐기풀이 좋다고 하죠. 약 1쿼트(945ml) 분량 조리법입니다.

1. 1쿼트의 물을 끓여서 약간 식힙니다.
2. 마른 쐐기풀 1컵(90g)을 두꺼운 유리병(1L 용량)에 넣습니다. (유리가 열에 의해 깨지지 않도록 강화 유리병을 사용하세요.)
3. 유리병에 물을 담고 뚜껑을 단단히 닫아 밀봉시킵니다.
4. 밀봉시킨 채로 5~10시간 혹은 밤새도록 두세요. 콜라만큼 진한 색으로 우러납니다.
5. 우려낸 잎은 걸러내세요.

하루 종일 마실 수 있는 영양 가득하고 유용한 특효약이 완성됐습니다. 물 대용으로 먹지 않는다면 하루에 적어도 2~3컵(470~705ml)은 마시도록 합니다. 쐐기풀 음료는 보관 기간이 길지 않으며 실온에서는 36시간이 지나면 상할 수 있습니다. 냉장고에서는 3일 정도 보관할 수 있습니다. 보관 기간이 지나고 남은 음료는 헤어트리트먼트로 사용할 수 있습니다. 샤워할 때 머리카락에 바르고 몇 분 후에 씻어내면 됩니다.

마실 때는 얼음을 넣거나 차갑게 해서 마시세요. 신기하게도 마시면 따뜻한 맛이 느껴집니다. 복숭아나 망고 같은 과일 주스와 섞어서 마실 수도 있습니다.

210 당신의 위풍당당한 출산을 위한 가이드

모유 수유/신생아 수유

유방과 젖병은 모두 아기에게 젖을 먹이기 위한 그릇이라고 볼 수 있습니다. 여러분은 둘 중 하나를 사용하거나 혹은 둘 다 사용할 수 있습니다. 저는 여러분에게 모유 수유를 강요할 의도가 없으며, 여러분이 모유 수유를 하지 않기로 결정하거나 하지 못할 상황일 때 죄책감을 느끼게 할 생각도 없습니다. 인간 아기에게는 물론 모유가 가장 좋겠지만 모유 수유가 늘 가능하지는 않습니다. 이번 장의 목표는 여러분이 모유 수유를 하기로 결정했을 경우 준비에 도움이 될 만한 정보를 제공하는 데 있습니다.

출산을 하기 전에 수유 상담가와 만나거나 산전 준비 교실의 모유 수유 프로그램에 참석해보세요. 유두를 관찰해서 편평 유두인지 함몰 유두인지 확인하세요. 아기가 세상 밖으로 나오기 전에 미리 확인하고 준비하는 편이 좋습니다.

만약 모유 수유를 계획하고 있다면 출산을 도와줄 서포트 팀에게 여러분의 결정 사항을 알리고 출산 선호 목록에도 희망사항을 포함시키세요. 병원 출산을 결정한 경우에도 직원에게 모유 수유 계획을 알려야 합니다. 모유 이외에 필요한 영양 보충제는 구강용 주사기를 이용해서 먹일 수 있습니다.

여러분의 작은 아기에게 태어난 순간부터 혼란을 안겨주고 싶지는 않겠지요? 퇴원 전에 의료진이나 수유 전문가에게 아기가 엄마젖을 잘 무는지 확인을 받아보세요.

모유 수유를 하려면 몇 가지 물품을 미리 준비하는 것이 좋습니다.

- 편안한 수유 브라 2장 이상
- 젖 먹이기에 편한 옷이나 가운
- 유축기
- 흔들의자나 편안한 소파
- 유두 보호 크림
- 수유 쿠션. 매우 유용하지만 어떤 경우에는 전혀 필요가 없으므로 선택 사항입니다. 제 경우에 미숙아 쌍둥이를 돌볼 때는 수유 쿠션이 꼭 필요했지만 막내 아기를 돌볼 때는 한 번도 사용한 적이 없습니다.

산후 첫 몇 주 동안은 여러분이 수유하는 모습을 보여주기에 불편한 손님은 집으로 초대하지 마세요. 아기와 함께하기에도 시간이 부족한데 그런 일까지 신경쓸 필요는 없잖아요.

여러분은 계속 상의를 입지 못한 채로 신생아와 피부 접촉을 하며 온종일 보내게 될 테니까요.

아기가 규칙적인 수유를 하도록 이끌어주세요.

출산 후 첫 2주 동안은 생각했던 것 이상으로 자주 젖을 물리게 되어 힘들거예요. 하루에 열 번에서 열두 번 정도 먹인다고 생각하세요. 물론 1시간마다 젖을 먹는 아기도 있습니다. 아기가 배고파하는 신호를 보낼 때까지 기다려보세요. 여기서 신호란, 입술을 쩝쩝대는 행동과 젖 찾기 반사(신생아의 입 주변을 손가락으로 가볍게 자극하면 아기는 자극이 주어지는 방향으로 고개를 돌려 빨 수 있는 무언가를 찾는 반응 반응을 보이는데 근원 반사라고도 합니다) 또는 손가락이나 주먹을 입으로 가져가는 행동을 말합니다.

먹을 시간이 됐는데도 아기가 너무 졸려 한다면 초유를 조금 짜주거나 젖꼭지로 아기의 뺨을 문질러 자극해주세요. 저는 시원한 수건으로

모유 수유에 대해

펜넬(회향) 씨앗 차는 많은 여성들에게 좋으며, 맛이 좋고 가스가 차는 것을 예방해줍니다. 쓴맛이 나는 홉 차 또는 농축액은 모유량을 늘려주는 전통적인 치료약입니다. 붉은 라즈베리 잎과 쐐기풀 잎을 우려내서 임신 중에 정기적으로 복용하면 출산 후에 모유량이 많아질 뿐만 아니라 건강한 임신과 출산에도 도움이 됩니다.

- 로빈 로즈 베넷, 작가, 자연주의자, 허벌리스트, 주술사, 그리고 '신비한 치유법' 설립자

아기의 손과 발을 문질러서 깨우곤 했습니다. 잔인하게 들릴 수 있겠지만, 이전에 돌봤던 한 산모의 경우 아기가 계속 잠만 자려고 해서 체중 증가가 더디고 보충 수유가 필요했던 적이 있었습니다. 저는 산모들에게 수유하기 전에 기저귀를 갈아주어 아기를 완전히 깨우라고 일러 주었습니다. 수유 전 기저귀 갈아주기 방법은 오랫동안 사용돼 왔으며 잠이 많은 신생아에게 효과적입니다. 최소한 낮에는 두 시간마다, 밤에는 네 시간마다 신생아에게 젖을 먹이도록 하세요.

초유

초유란 신생아를 질병으로부터 보호하기 위해 여러분의 몸이 만들어내는 항체가 풍부한 첫 모유입니다. 본격적으로 모유를 만들어내기 전에 평균 2~5일 동안 초유가 나옵니다. 이 귀한 액체는 크림색 혹은 노란색을 띠며 일반 모유보다 점도가 더 높습니다. 그리고 지방이 적고 탄수화물과 단백질이 풍부합니다. 초유는 완하제 작용을 하여 신생아의 장운동을 돕습니다. 초유의 주요 용도는 신생아의 면역 체계 강화와 질병 예방에 있습니다. 일반 모유는 양이 더 많고 소화를 도우며 뇌를 발달시키고 에너지를 공급합니다.

처음 모유 수유를 하는 부모는 아기가 충분히 먹고 있는지 걱정이 많습니다. 모유 수유는 젖병 수유처럼 양을 확인할 수 없기 때문입니다. 아기가 모유를 잘 먹고 있는지 궁금하다면 수유하는 동안 아기가 삼키는 모습을 지켜보세요. 젖은 기저귀를 확인하는 방법도 있습니다. 생후 처음 며칠 동안은 젖은 기저귀가 하루에 한두 개에 불과할 것입니다. 이틀에서 닷새 정도 지나 여러분의 젖이 돌기 시작하면, 그때부터

는 하루에 대여섯 개의 기저귀를 사용하게 됩니다. 또한 소아과에 방문하여 체중을 측정해보고 체중이 정상적으로 증가하고 있는지 확인하는 방법도 있습니다. 많은 아기들이 처음에는 출생 시 체중보다 약간 체중이 감소하므로 너무 놀라지 마세요. 만약 궁금한 점이 있으면 주변에 도움을 요청하거나 조언을 구하세요.

모유 수유 시 가장 좋은 자세

뒤로 기댄 자세: 몸을 비스듬히 뒤로 기대어 누워보세요. 아기의 배가 엄마의 배와 서로 맞닿도록 아기를 눕힙니다. 아기가 스스로 엄마의 젖꼭지를 찾도록 두세요.

요람 자세: 가장 일반적인 수유 자세로 아기의 머리가 젖을 물릴 엄마의 가슴 쪽 팔꿈치 부근에 오도록 합니다. 한 손으로 아기의 머리를 받치기 때문에 나머지 한 손은 비교적 움직임이 자유롭습니다. 아기에게 젖을 물릴 때는 "젖꼭지를 아기 코에"라는 방법을 기억하세요.

풋볼 자세: 이 자세는 35주에 태어난 쌍둥이들에게 제가 젖을 먹일 수 있는 유일한 자세였습니다. 이 자세에서는 아기가 입을 더 크게 벌릴 수 있어서 젖을 잘 물 수 있었습니다. 또한 제왕 출산 후에도 이 자세를 추천하는데, 아기가 놓인 위치가 수술 상처에서 멀기 때문입니다. 아기의 다리와 팔이 수유하는 가슴 쪽 팔 아래에 위치하도록 아기를 안으

세요. 이 자세는 미식축구에서 선수가 옆구리에 공을 낀 모습과 유사해서 이런 이름이 붙여졌습니다.

옆으로 누운 자세: 아기와 옆으로 나란히 누워서 아기를 엄마 쪽으로 당기세요. 아기의 얼굴이 엄마의 가슴에 파묻히도록 안아 젖을 깊게 물리세요.

이 자세는 출산 후 약 한 달간 수면 부족으로 고생하던 저를 구해주었답니다. 한밤중에 침대에서 일어나지 않아도 되기 때문에 저는 이 자세가 매우 좋았습니다. 그저 아기를 꽉 끌어당겨서 젖을 물리면 되니까요. 수술 상처 부위에도 닿지 않아서 제왕 출산한 산모에게도 추천할 만한 매우 좋은 자세입니다.

젖꼭지

처음 모유 수유를 시작하면 흔히 젖꼭지가 상당히 아픕니다. 젖꼭지가 전혀 아프지 않아야 정상이라고 말하는 일부 전문가도 있지만 저는 동의하지 않습니다. 여러분의 젖꼭지가 이렇게 많은 일을 하는 것은 아마 일생에 처음일 것입니다.

만약 젖꼭지가 갈라지거나 출혈이 있다면 수유 상담사나 국제모유수유전문가에게 젖 물리는 방법을 점검받아야 합니다. 젖 물리는 방법만 교정하면 간단하게 해결될 수도 있지만, 설소대 단축증과 관련된 복잡한 문제일 수도 있으니까요.

유선염

유선염이란 유방 조직에 염증이 생긴 것으로 독감과 증상이 비슷하기 때문에 잘 관찰해보아야 합니다. 출산 후 처음 몇 개월 동안 가장 흔하게 나타나며 최대 2년까지도 유선염에 걸릴 수 있습니다. 저는 막내딸이 13개월이 됐을 때 '두 번' 겪었습니다. 그리고 마침내 유선염의 위기에서 벗어났구나 하고 생각했습니다. 여러분, 유선염을 만만하게 보면 안 됩니다! 건강했던 제 유방에 문제가 생기기 전에는 이 책에서 유선염에 대해 설명하거나 조언할 계획이 전혀 없었습니다. 살아오면서 그렇게 갑작스럽게 극심한 상황에 처해본 적이 한 번도 없었습니다. 유선염은 유방의 통증과 함께 시작됐습니다. 갑자기 지옥을 맛본 느낌이라고나 할까요. 열이 확 올랐고, 몸 전체가 사시나무처럼 떨리면서 비명을 지를 정도의 두통이 찾아왔습니다. 그리고 가슴에서 고름이 흘러나오기 시작했습니다. 정말 끔찍했어요! 그 이후 48시간 동안 저는 침대에서 나오지 못했고 남편은 저를 대학병원으로 데리고 가야 할지 고민했습니다. 저는 수많은 자연 치유 요법과 함께 의사가 처방한 항생제를 사용했고, 24시간이 지나서 차츰 회복하기 시작했습니다.

유선염 치료에 도움이 되는 방법

섭취 즉시 몸의 에너지를 높여주는 꿀은 여러분의 기분이 좋지 않 거나, 가벼운 감염증에 걸렸지만 항생제 사용을 원하지 않는 경우에 아주 좋습니다. 놀라운 효능을 가진 강황, 생강 같은 뿌리 식품 및 코 코넛오일 등과 함께 꿀을 복용하면 항염, 항균 및 진균 작용을 합니다. 하루에 한 티스푼 정도 떠먹거나 아침 식사로 토스트에 발라 먹어도 됩니다. 만약 여러분이 유선염으로 고생하고 있다면 꿀을 먹어보세 요. 저의 경우에는 이 방법으로 유선염이 일부 호전됐고 맛도 있었습 니다.

- 코코넛오일 1/2큰술(7g)
- 꿀 1/2컵(120ml)
- 곱게 간 강황 1/2큰술(4g)
- 곱게 간 생강 1큰술(5g)

코코넛오일과 꿀을 함께 녹입니다. 그 후 나머지 재료를 함께 섞어 저어준 뒤 유리병에 밀봉한 채로 실온에서 보관하십시오. 생강과 강 황이 위로 떠오를 수 있으므로 먹기 전에 살살 저어주세요.

- 러브데이 와이Loveday Why, 작가, 치료사, 와일드앤굿닷컴wild- and- good.com 대표

유축기

신생아에게 젖을 먹이는 방법에는 여러 가지가 있습니다. 어떤 부모 는 유축기를 사용해서 모유를 짠 후에 젖병에 담아 먹입니다. 여러분과 아기에게 알맞은 방식이라면 무엇을 선택해도 좋습니다. 산후 첫 몇 주

동안 젖몸살을 완화하기 위해 가끔씩 유축기를 사용하는 것이 도움이 될 수도 있고 아닐 수도 있습니다. 유축기를 사용해서 모유를 저장할 수도 있습니다. 그러나 과하게 사용하지는 마세요. 너무 자주, 너무 많이 유축을 하면 여러분의 몸은 실제로 필요한 양보다 훨씬 많은 모유를 생산해야 한다고 인식합니다. 그런 경우에는 유선이 막히거나 젖몸살, 유선염 같은 문제가 발생할 수 있습니다. 아기가 어느 정도 큰 뒤 아기를 떼어놓고 요가 수업을 듣거나 친구들과 가벼운 점심을 먹고 싶다면, 유축기의 도움을 받아 미리 모유를 저장해 놓아도 됩니다. 어떻게 하든 여러분의 자유입니다.

때때로 여러분이 낮잠을 자는 동안 남편이나 친구가 아기에게 미리 저장해 놓은 모유를 먹여도 좋겠지요. 저는 산후 3~4주까지 기다렸다가 유축기를 사용했는데, 만약 완모를 계획 중인 분이라면 이 시기까지는 유축기 사용을 보류하는 편이 좋습니다.

유축기를 처음 사용하면 실망할 수 있습니다. 처음에는 거의 모유가 나오지 않거든요. 하지만 걱정하지 마세요. 아주 정상입니다. 유축기를 처음 사용하면 여러분의 몸에는 모유를 더 많이 만들어내라는 신호가 갑니다.

매일 같은 시간에 유축을 하면 여러분의 몸은 점점 더 많은 모유를 만들어냅니다. 모유를 조금만 저장하고 싶다면 하루에 한 번 유축기를 사용해도 충분합니다. 만약 직장에 복귀할 예정이라면 직접 수유할 수 없는 양만큼 유축을 해야 합니다.

유축기를 사용할 때마다 저는 긴장을 많이 했습니다. 전선과 튜브가 달린 기계를 제 가슴에 연결시키는 것이 너무 싫었거든요. 일주일에 몇 번 혹은 매일 사용하다 보면 불편함은 조금씩 줄어듭니다. 저는 제 아기의 젖 먹는 사진을 휴대 전화에 잔뜩 저장해 둔 뒤 유축할 때마다 꺼내 보았어요. 유축할 때 젖이 많이 나오는 효과가 있었거든요.

보충 수유

모유만 먹여서는 아기에게 충분치 않을 수도 있습니다. 저는 쌍둥이를 두 번 키웠는데 그때마다 모유가 부족해서 보충 수유를 해야 했습니다. 아기들의 체중을 늘리기 위해서 엄청난 노력을 했고 그 과정에서 약간의 도움도 받아야 했습니다.

보충 수유를 한다고 해서 부끄러워하거나 죄책감을 가질 필요가 없습니다. 우리는 아기를 위해 늘 최선을 다하고 있으니까요. 저는 운이 좋았었는데, 모유량이 아주 많았던 절친한 친구에게서 모유를 얻을 수 있었기 때문입니다.

보통은 지역 사회의 모유 은행이나 모유 기부 단체에서 기증을 받을 수 있습니다. 분유로 보충 수유를 할 수도 있습니다. 여러분의 아기에게 잘 맞는 분유를 찾아보세요.

젖병

아기가 좋아하는 젖병을 찾을 때까지 똑같은 젖병을 여러 개 구매하지 마세요. 서로 다른 상표의 젖병을 서너 개 구입해서 모두 사용해 보기를 권합니다. 저는 이 과정을 '젖병 찾기 놀이'라고 부릅니다. 첫째 딸의 경우에는 마음에 드는 젖병을 찾을 때까지 여섯 가지 상표를 사용해 보았습니다. 그 아이는 또 모유만 좋아했고 저에게서 잠시라도 떨어져 분유를 먹으려 하지 않았지만요.

원하는 대로 하세요

제가 공유한 방법이 여러분이나 여러분의 가족에게는 전혀 효과가 없을 수 있음을 분명히 말씀드리고 싶습니다. 처음 계획했던 대로 일이 흘러가지 않더라도 절대 죄책감을 가질 필요가 없습니다. 여러분 가족에게 맞는 수유 목표를 세우고 이루어 나가기를 바랍니다. 여기에 옳고 그름은 없습니다. 다른 사람이 여러분의 선택에 대해 이렇다저렇다 판단할 수는 없습니다. 저는 분유만 먹고도 아주 건강하게 자란 아기도 많이 보았고, 완전 모유 수유를 하며 아주 건강한 아기들도 많이 보았습니다. 또한 일주일 동안만 모유를 먹인 산모도, 7년 동안 모유를 먹인 산모의 경우도 잘 알고 있습니다.

방문자 관리

산후에 찾아오는 방문객을 잘 관리하기 위해서는 방문객의 기준을 정하고 여러분에게 꼭 필요한 내용도 잘 전달해야 합니다. 손님 명단을 신중하게 작성하세요. 누가 여러분에게 정말로 도움이 될까요? 그리고 수면 부족 상태에서 친구나 친지들을 맞이하는 일은 절대 해서는 안 됩니다. 여러분은 아직 회복 중이며 수시로 아기에게 수유를 해야 합니다. 저는 수유하느라 드러난 제 가슴을 보면서 불편을 느끼는 사람은 절대로 방문하지 못하게 했습니다. 또한 누구도 빈손으로 오지 못하게 했습니다. 먹을 것이나 기저귀는 언제나 환영입니다. 그리고 방문 시간도 제한하세요. 그러면 어느 누구도 오래 머물지 않을 것입니다. 방문객이 집 안에 들어올 때에는 손을 씻도록 알려주고 아픈 사람의 방문도 피하는 편이 좋습니다.

🌱 신생아기, 천국과 혼란 사이

신생아를 맞이하는 감정은 롤러코스터를 타는 것에 비유할 수 있습니다. 아기가 태어나고 처음 몇 주, 또는 몇 달 동안은 혼란스럽고 예측할 수 없는 상황이 올 수 있다는 점을 이해하고 받아들이세요. 그러다보면 긍정적인 마음으로 즐길 수 있습니다. 혼란스러운 상황을 받아들이세요. 깊게 심호흡을 해보고 가능하면 낮잠을 자도록 해보세요. 지금은 이 시기가 끝나지 않고 영원할 것 같지만 실제로는 번개처럼 아주 빠르게 지나가게 됩니다.

자기 관리하기

신생아를 둔 부모는 자기 관리가 힘듭니다. 너무나 사랑스러운 이 작은 아기는 여러분의 모든 에너지와 관심을 온통 독차지하거든요. 그 당시 저는 원하는 시간에 샤워를 하거나 화장실을 가는 것조차도 힘들었어요. 그저 매 끼니를 챙겨야 한다고 계속 다짐해야 했고, 양치질을 했다면 그날은 운이 좋은 날이었지요.

부모가 된 후에는 자기 관리도 이전과는 달라집니다. 아기를 낳기 전에는 마사지를 받거나 일주일에 5회 정도 요가 수업을 가는 것이 자기 관리라고 생각됐겠지요. 혹은 매일 아침 일어나 1시간 정도 하는 명상이 자기 관리였습니다. 각자 처한 상황에 따라 자기 관리의 개념이 다를 수 있다는 점을 받아들이면, 새로운 흐름에 적응하는 데 도움이 됩니다.

좋은 부모가 되려면 규칙적으로 자기 관리를 해야 합니다. 자기 관리를 하지 않으면 모든 부분이 흐트러질 수 있습니다. 여러분의 인간관계, 정신 건강 그리고 신체적 건강에도 문제가 생길 수 있습니다. 저는 간단한 자기 관리법을 매일매일 의식처럼 실천했습니다. 남편이 출근하기 전 화장실에서 10분 동안 혼자만의 시간을 보냈습니다. 라벤더오일 몇 방울을 떨어뜨린 뜨거운 물로 샤워를 하면서 이것이야말로 나만을 위한 10분간의 미니 스파라고 생각했습니다. 집 전체가 시끄러운 아기들의 소리로 가득하더라도 매일 이 시간만큼은 빠짐없이 지켰습니다. 남편 혼자서도 그 정도 시간쯤은 아기들을 잘 돌볼 수 있었으니까요. 하루를 시작할 때에 나를 위한 시간을 갖게 되면 그날 하루는 압도당한 듯한 느낌이나 분노가 일지 않습니다. 시간과 감정을 스스로 통제하는 방법을 알게 된 것이죠.

제 산모들이 가장 많이 하던 자기 관리 방법은 운동이었습니다. 저는 지금도 사이클과 핫요가 수업에서 이전에 제가 맡았던 산모들과 자주 마주치고는 합니다. 운동과 요가 수업은 큰 죄책감 없이 육아에서 살짝 빠져나갈 수 있는 짧은 활동입니다.

다음은 자기 관리를 실천할 수 있는 간단한 방법입니다.

- 영양을 챙기세요. 몸에 좋은 진짜 음식을 먹도록 합니다. 달콤한 음식은 잠깐 내려놓고, 그린 스무디를 직접 만들어 먹도록 합니다 (46쪽 참조).
- 도움을 받으세요. 혼자서 모든 것을 다 하려고 하지 마세요.
- 도움을 요청하세요. 도움을 요청하면 힘이 되어줄 사람이 나타나기 마련입니다.
- 일주일에 1~2회라도 운동을 하세요.
- 잠을 자세요. 아기가 낮잠을 잘 때 여러분도 같이 낮잠을 청하세요.
- 자연과 소통하세요. 흙을 밟아보고 하늘을 바라보세요. 제가 가장 좋아하는 방법은 잔디에 누워서 나무 꼭대기를 바라보는 것입

산후 우울증에 대해

위축되고 압도당하는 느낌이 드는 것은 흔한 일입니다. 식사를 건너뛰거나 잠이 부족하면 상황이 악화될 수 있습니다. 그리고 산후 기분 장애가 항상 '우울감'으로 나타나지는 않습니다. 반복적인 부정적 생각, 강박 장애 및 불안감이 실제로는 더 흔합니다. 만약 어려움을 겪고 있다면 누군가에게 털어놓고 빨리 도움을 받도록 하세요.

- 캐리 페리, 산후 둘라

니다.

- 신선한 공기를 마시세요. 다섯 번의 깊은 복부 호흡만으로도 여러분의 에너지가 즉각 변할 수 있습니다.
- 아로마 테라피를 이용해보세요. 좋아하는 에센셜 오일을 디퓨저에 몇 방울 뿌리면 치유되는 기분을 느낄 수 있을 거예요.
- 여러분이 허용 가능한 범위를 설정해보세요. 그리고 "안 돼"라고 말해보세요. 너무 많은 책임을 맡으려 애쓰지 마세요.
- 명상을 하세요. 하루를 시작하기 전 아침 5분의 명상으로 하루를 온전히 여러분의 뜻대로 조절하는 느낌을 받을 수 있습니다.
- 취미를 가져보세요. 좋아하는 것을 하세요. 육아에서 벗어나 정말 여러분의 심장이 뛰는 일을 하는 것이 중요합니다.
- 남편과 밤에 데이트하러 나가세요.

임신 중에 미리 자기 관리 실천 계획을 세워보세요. 그러면 출산 후 실천 습관을 들이는 데에 도움이 됩니다. 또한 자녀에게 부모의 자기 관리 모습을 보여주는 것은 매우 중요합니다. 부모가 자기 자신을 관리하는 모범을 보이면 자녀들도 스스로를 소중히 여기는 방법을 배울 수 있습니다.

멀팁

멀팁multip은 경산부multipara의 줄임말로, 즉 두 번 이상 출산한 사람을 의미하는 영어 약자입니다.

마을 전체에 알리기

캐리지하우스버스의 모토는 "한 아이를 키우는 데는 온 마을의 도움이 필요하다"입니다. 아기를 낳은 후에는 마을에 알려 도움을 요청하는 것이 중요합니다. 도움 요청을 두려워하지 마세요. 많은 사람들이 출산 계획에만 너무 집중하고 종종 산후 기간은 무시하거나 전혀 계획하지 않습니다. 공동생활은 과거 우리 선조들이 살아왔던 삶의 방식이지만 현대에 와서는 매우 드문 것이 사실입니다. 우리는 출산 후 종종 고립돼 있고 지지받지 못한다는 느낌을 받습니다. 도움을 요청할 상대로 가장 먼저 친구와 가족을 떠올리지만, 그들이 항상 도와줄 수 있는 형편은 아니며 또 가까이 살지 않을 수도 있습니다. 산후 둘라 및(또는) 수유 지원이 궁금하다면 지역 사회에 문의하세요. 만약 이러한 서비스를 이용하기에 재정적으로 부담스럽다면 산후 서비스를 제공하는 둘라 교육 단체 또는 자원봉사 단체에 문의하세요. 지역이나 온라인에서도 새로 부모가 된 가족을 위한 지원 단체를 찾을 수 있습니다. 여러분 혼자서 이 산후 여정을 걸어갈 필요가 없습니다.

수면

오 달콤한 수면이여, 네가 너무 그립구나! 사실 부모가 되는 과정 중 가장 힘든 일이 수면 부족입니다. 파티에도 가지 않았는데 마치 며칠 동안 술을 진탕 마신 듯한 상태가 됩니다. 여러분의 아기가 잠을 잘 자는 순둥이일지, 아니면 많이 보채는지 임신 중에 미리 알 수 없습니다. 저는 두 경우 모두 겪어봤습니다. "내 아들 조니는 태어났을 때부터 밤새 잠을 푹 잤어…." 사람들이 자랑하듯 이렇게 말하는 것이 저는 너무 싫습니다. 그들은 그저 우연히 긁은 '복권'에 당첨됐을 뿐입니다. 여러분 역시 이 복권에 당첨될 수 있습니다. 여러분의 행운을 빕니다. 그러나 여러분은 혼자가 아니라는 사실을 기억하세요. 그리고 다행하게도 신생아는 보통 잠을 많이 잡니다. 여러분이 원할 때 잠을 안 잘 수도 있지만, 그래도 신생아는 하루 총 15~17시간 정도 잠을 자며 단지 몇 시간마다 깨어날 뿐입니다.

신생아는 밤과 낮을 구별하지 못하기 때문에 부모가 더 지치고 힘이 들 수 있습니다. 저는 항상 낮시간에 더 자주 수유했는데 덕분에 밤에 아기들이 더 오래 잠을 잤다고 생각합니다. 자, 그런데 여러분의 아기는 어디에서 잠을 자나요? 여러분의 침대에서 같이 자나요? 아니면 아기 침대나 요람? 2016년 미국소아과학회AAP는 영아돌연사증후군SIDS으로부터 아기를 보호하기 위해 적어도 생후 6개월까지는 부모와 한 침실에서 자도록 권장했습니다. 아기가 어디서 자야 하는지에 대해서는 특별히 조언하지 않겠습니다. 안전을 고려하여 여러분이 선택하기 바랍니다.

저의 선택은 아이마다 달랐습니다. 두 번의 쌍둥이 출산 후 저는 조심스럽게 수면 교육을 해야 했습니다. 4개월 된 쌍둥이와 한 침대에서 함께 자는 것은 매우 위험했고 전혀 편하지 않았습니다. 그리고 아기를 지칠 때까지 울려서 재우는 방식은 도저히 실행할 수가 없었습니다. 제

천성과도 맞지 않았습니다.

즉, 저는 여러분이 어떤 방법으로 아기를 재우든지 부모에게 좋고 편안한 선택을 했다고 비판하지 않습니다. 이전과는 달리 막내딸은 지금도 저와 함께 자는데 아마 그녀가 30개월이 될 때까지도 그럴 것 같습니다. 한 가지 방법만 옳다고 판단하지 마세요.

수면 교육과 관련하여 수많은 사람들이 각자 효과가 있었던 방법을 알려주려 합니다. 또, 수면 전문가는 아기 잠재우는 비법이 담긴 책을 출간할 수도 있습니다. 수면 교육은 부모들 사이에서 아주 인기 있는 대화 주제입니다. 아이가 울도록 내버려두는 것은 잔인하고 심리적으로 상처를 줄 수 있다고 주장하는 사람들이 많습니다. 또 어떤 사람들은 매일 밤 (수면 부족으로 힘들어) 울면서도 한밤중에도 육아를 멈추면 안 된다고 믿고 있습니다.

저는 유아 수면 전문가가 아닙니다. 단지 저의 천성과 수면 욕구를 따를 뿐입니다. 대부분의 수면 교육은 신생아가 요람에서 혼자 스스로 잠들도록 훈련시킵니다.

만약 여러분의 가족이 이 방법이 잘못됐다고 느낀다면 실제로 잘못됐을 가능성이 높습니다. 부모로서의 본능을 따르세요. 이웃, 친구 또는 동료의 의견만 듣고 억지로 그런 수면 교육 방식을 따라하지는 마세요. 아기를 평화롭게 재울 수 있는 오직 한 가지 방법만 있지는 않습니다. 그리고 아기는 결국에는 잠을 잘 자게 됩니다. 새벽 5시부터 일어나서 거실을 뛰어다니는 10대가 몇 명이나 될까요? 저는 한 명도 없다고 장담합니다.

피부 접촉(캥거루 케어)

저는 모든 산모들에게 산후 첫 2주간은 침대에서 아기와 피부를 맞대고 캥거루 케어를 하라고 권합니다. 신생아와 부모의 유대를 증진시키는 아주 좋은 방법이기 때문이죠. 갓 태어난 신생아의 냄새는 중독성이 강하며 침대에서 아기를 꼭 껴안을 때 옥시토신이 분비되는 것을 여러분은 느낄 수 있습니다. 제가 아기를 계속 낳는 데 탐닉하는 이유가 맹세코 이 때문이라고 말할 정도입니다. 아기와 살을 맞대고 있는 순간이야말로 출산 후의 가장 달콤한 시간이라고 할 수 있습니다. 아기와 함께 보내는 이 소중한 시간은 산후 우울증을 줄여줄 수 있습니다. 아기들은 제 가슴 위에서 저와 피부를 맞대고 있을 때 더 편하게 잠에 들었습니다. 여러분 역시 이렇게 아기와 피부를 맞댄 상태로 휴식을 할 수도 있고 건강을 회복할 수도 있습니다. 이것이 산후 첫 몇 주간 엄마와 아기가 서로 생존하는 방법입니다.

신생아가 있는 경우 집 안에 아기를 눕힐 수 있는 안전한 장소가 필요합니다. 그럴 경우 아기를 안지 않고 화장실에서 볼일을 보거나 샤워를 할 수 있습니다. 저는 아기를 가슴에 안거나 무릎에 올린 채 볼일을 본 적이 몇 번인지 셀 수도 없을 정도입니다.

아기를 내려놓아도 아기가 안전하게 잘 있다는 사실을 알면 좋겠지요. 몇 분 동안이나마 마음을 가다듬고 심호흡을 할 시간도 필요합니다. 모든 부모들은 아기가 울면 어느 순간 완전히 좌절하고 절망 상태에 빠진다는 것을 알아두세요.

신생아 수유

　세상에 온 것을 환영한다, 작은 아가야! 이제 여러분은 아기에게 무엇을 해주어야 할까요? 음, 일단 배를 채워주세요. 신생아는 자주 먹어야 하며 바라건대, 2주 후에는 출생 시 체중을 회복할 것입니다. 신생아는 무엇을 먹든 트림을 하고 뱉어냅니다. 오, 저런! 다른 아기보다 더 자주 토하는 아기도 있습니다. 첫아기를 키울 때 저는 매번 토를 뒤집어쓰곤 했습니다. 좋은 옷을 입은 날에는 아기가 더 많이 토했습니다. 그래서 저에게 트림용 손수건은 필수품이었습니다.

신생아 울음

　아기가 울 때 초보 부모는 어떻게 대처해야 할지 참으로 난감합니다. 우리는 내 아기의 울음소리에 본능적으로 반응합니다. 아기가 울면 산후에 여러분을 돌봐주는 다른 어느 누구보다도 여러분이 먼저 반응하기 마련입니다. 아기에게는 울음이 유일한 의사소통 방식이기 때문입니다. 어떤 아기는 다른 아기보다 더 많이 울기도 합니다. 아기가 왜 우는지 이유를 잘 모를 때가 있습니다. 일반적으로 아기는 배고플 때 울음을 터트립니다. 신생아는 위가 작기 때문에 자주 배가 고픕니다. 모유 수유 중인 아기에게 울 때마다 젖을 먹이는 것을 아기 주도 수유법이라고 부르는데, 일정한 시간에 젖을 먹이는 방법과는 다릅니다. 15분 전에 젖을 먹였더라도 아기가 울면 또 배가 고프다는 의미일 수 있습니다.

분유를 먹는 아기의 경우에는 먹는 시간이 일정하며 보통 2시간 간격입니다. 만약 아기가 계속 보챈다면 조금 더 일찍 먹여도 괜찮습니다.

또한 아기는 그저 안기고 싶거나 너무 춥고 더울 때, 아니면 기저귀가 더럽거나 졸린 경우에도 울 수 있습니다. 그리고 이 모든 것을 확인했는데도 아기가 계속 울고 있다면 배에 가스가 차서 불편하기 때문일 수 있습니다. 이런 경우라면 매일 밤 아기를 목욕시킨 후 코코넛오일로 마사지를 해주세요. 아기가 불편하지 않도록 조심스럽게 아기의 다리를 잡고 자전거 페달 밟기 자세를 하거나 개구리 자세를 취해서 아기의 장이 가스를 밀어내도록 도와줄 수 있습니다. 혹시 출산 시 사용했던 짐볼을 기억하나요? 출산 이후에는 이 짐볼에 앉아 몸을 통통 튕기며 아기를 달랠 수 있습니다. 저는 공을 튕기면서 '유어 마이 선샤인You are my sunshine'이란 노래를 즐겨 불렀어요. 아기 달래기에 좋은 방법이 될 수 있습니다.

영아 산통

여러분은 아마 '영아 산통colic'이라는 말을 들어보았을 것입니다. 영아 산통은 종종 설명할 수 없고 통제가 안 되는 한 차례씩 찾아오는 울음에 대한 총칭입니다. 영아 산통은 적어도 3시간 정도 지속될 수 있으며 가끔 울음이 비명을 지르는 듯한 소리로 바뀔 수도 있습니다. 미성숙된 소화 기관, 영아 위산 역류, 음식 알레르기 및 음식으로 인한 과도한 위장 자극 등이 원인으로 생각됩니다. 만약 영아 산통이 의심된다면 소아과 의사를 찾아가야 합니다. 또한 여러분도 정서적 위로와 도움을 받을 필요가 있습니다. 그렇지 않아도 수면이 부족한 초보 부모에게 영아 산통은 특히 감당하기 어렵습니다. 그래도 부디 너무 걱정은 하지 말고, 시간이 지나면 대부분의 아기가 저절로 좋아진다는 사실을 기억하세요.

신생아 변보기

출생 후 아기가 처음 누는 몇 번의 변을 태변이라고 합니다. 태변은 아기의 엉덩이에 찰싹 달라붙을 만큼 끈적이며 짙은 녹색을 띤 타르 같은 변입니다. 2~4일이 지나면 아기의 변 색깔은 모유 또는 분유와 섞여서 더 밝아지기 시작합니다. 모유를 먹는 아기는 겨자처럼 보이고 달콤한 냄새가 나는 황색 또는 녹색 변을 보기 시작합니다. 그리고 분유를 먹는 아기는 한결같이 지독한 냄새가 나며 치약 같은 갈색 변을 봅니다. 아기가 변을 본 후에는 항상 엉덩이에 코코넛오일을 발라주세요. 그러면 다음번 기저귀를 쉽게 갈 수 있고, 기저귀 발진도 예방할 수 있습니다. 처음 몇 개월간은 만일에 대비해 기저귀를 갈 때 손닿는 가까운 곳에 여분의 옷을 준비하는 것이 좋습니다.

아기 피부와 여드름

태어난 지 얼마 되지 않은 귀여운 아기의 피부는 매우 민감합니다.

손과 발은 매우 건조해서 벗겨질 수 있으며 신생아 때는 아기 여드름이 발생하기 쉽습니다. 또 뺨과 등에 발진처럼 보이는 피부 병변도 생길 수 있습니다. 이 성가신 피부 병변은 엄마 배 속에 있을 때 모체 호르몬의 영향을 받아 발생하며 몇 주에서 몇 달까지 지속될 수 있습니다. 시간만이 해결해 줄 수 있습니다. 저는 종종 소량의 모유를 아기 피부에 발라주곤 했습니다. 만약 여러분도 모유 수유 중이라면 저처럼 한번 해 보세요. 모유는 만병통치약 같아요. 아기의 여드름을 짜고 싶은 유혹이 생기더라도 절대 짜면 안 됩니다. 로션과 향이 좋은 비누도 피하도록 하세요. 아기를 목욕시킨 후에는 수건으로 문지르지 말고 가볍게 두드리세요. 인내심을 가지십시오. 아기 여드름이 없어지는 데는 시간이 걸립니다.

탯줄

신생아의 배꼽 위에 달린 탯줄을 볼 때마다 엄마와 아기가 신체적으로 연결되어 있었음을 떠올립니다. 그 탯줄이 저절로 떨어지려면 며칠간은 건조하게 유지해 주어야 합니다. 저절로 탯줄이 떨어지기까지는 1~2주가 소요될 수 있습니다. 상처에 난 딱지처럼 일부러 떼려고 하지 마세요. 탯줄이 떨어지면 그 부위에 소량의 피가 나기도 합니다. 만약 탯줄 부위에 고름이 있거나 주변부가 부어오르고 빨갛게 되면 소아과에 데리고 가야 합니다.

탯줄 부위 관리 방법은 시대에 따라 달라지는 듯합니다. 이전에는 소독용 알코올을 사용해 탯줄 부위를 닦아주었는데, 요즘의 소아과 의사들은 저절로 아물 때까지 그냥 내버려두라고 합니다. 저절로 탯줄이 떨어질 수 있게 도와주는 몇 가지 방법을 소개하자면, 모유나 골든씰(허브의 일종) 가루가 있습니다. 모유에는 감염을 예방해주는 항체와 항균력이 있습니다. 저는 이 마법의 묘약을 매우 좋아합니다! 골든씰 가루는 탯줄 부위 관리에 도움이 된다고 해서 수년 동안 조산사들이 추천을 하고 있습니다. 이 허브는 치유 과정을 상당히 가속화시킨다고 합니다.

속싸개

속싸개는 아기에 따라서 우리의 구원 물품이 될 수도 있고 고문 장치가 될 수도 있습니다. 대부분의 아기는 자궁 안의 환경처럼 꽁꽁 싸매져 있는 것을 좋아하는 경향이 있습니다. 저는 아기가 속싸개에 싸여 있는 모습을 '아기 브리또' 혹은 '반딧불이'라고 표현합니다. 병원에서 출산하는 경우 간호사들은 속싸개를 매우 선호하는데 그 이유는 속싸개가 그들의 일손을 덜어주기 때문입니다. 속싸개를 하면 아기는 덜 울고 손이 덜 갑니다. 저는 병원에서 산모를 돌볼 때 처음 며칠 동안은 아기의 속싸개를 풀고 가능하면 산모가 캥거루 케어를 하도록 해줍니다. 병원에 입원해 있는 동안 깊게 잘 수 있는 사람은 많지 않습니다. 병원에서는 매 시간 여러분을 깨워서 여러분의 활력 징후를 점검하고 아기 상태를 확인합니다. 그래서 보통 퇴원하여 집에 돌아올 때쯤 여러분은 완전히 지쳐 있을 뿐 아니라 간절히 잠을 원하는 상태가 됩니다. 속싸개를 한 아기는 놀람 반사에 의해 잠에서 깨는 일이 사라지고, 더 길게 잠을 잘 수 있습니다. 미국소아과학회는 속싸개를 올바르게 사용하면 아기를 진정시키고 수면을 촉진하는 효과를 볼 수 있다고 말합니다.

속싸개 사용 방법

먼저 속싸개를 선택해야 합니다. 제가 가장 좋아하는 것은 모슬린 재질의 담요형 속싸개입니다. 담요, 턱받이, 햇빛 가리개 등 아주 다양한 용도로 활용할 수 있습니다. 통기성도 매우 좋기 때문에 사계절 내내 사용할 수 있습니다. 단, 지나치게 두꺼운 담요를 속싸개로 사용하면 아기의 체온이 너무 올라갈 수 있습니다.

- 평평한 곳에 속싸개를 다이아몬드 모양으로 놓으십시오.
- 속싸개의 상단 모서리를 아래로 접습니다. 그리고 아기를 속싸개 위에 눕히되, 아기의 목이 접힌 부분에 닿도록 맞춥니다.
- 다음으로 아기의 오른팔을 몸통 옆에 내려 붙이고 속싸개의 왼쪽 모서리를 아기의 몸과 오른팔을 가로지르도록 덮어 당긴 뒤 그 모서리 끝 부분을 왼팔과 등 밑으로 확실하게 밀어넣습니다.
- 아기의 왼쪽 팔을 잡은 상태에서 속싸개의 다이아몬드 바닥을 왼쪽 어깨 위로 당깁니다. 반딧불이 모양으로 만들기 위해서는 속싸개의 오른쪽 모서리를 아기 앞쪽으로 가져와서 뒤쪽으로 둘러 감싸주면 됩니다.

아기는 출생 후 약 5~6개월까지 속싸개를 사용할 수 있습니다. 만약 아기가 속싸개에서 빠져나오려고 버둥거리기 시작하면 속싸개는 아기에게 위험할 수 있습니다. 만약 속싸개를 사용하지 않았다면 두 번이나 쌍둥이를 출산한 저는 아마 살아남지 못했겠지요. 하지만 쌍둥이 외에 다른 아이들은 따뜻한 제 품에 안겨 있거나 아기 띠 사용을 좋아하고,

속싸개를 싫어했습니다. 속싸개는 아기를 위해 사용할 수도 있고 사용하지 않을 수도 있습니다. 그러니 육아를 하면서 여러분이 도움을 받을 수 있는 몇 가지 선택지가 있다는 의미로 알아두세요.

신생아 업어주기

아기 업기는 초보 부모에게는 신세계로 느껴질 것입니다. 업는 행위는 아기 띠나 포대기를 이용해 아기를 (등이나 앞에서) 업는 관행을 말하는데, 결코 새로운 방식이 아닙니다. 전 세계에서 수백 년 동안 부모들은 아기를 업어서 키웠습니다. 까다로운 아기를 달래는 데 어떤 방법도 효과가 없었다면 아기 띠를 이용해 보세요. 여러분의 움직임과 심장 박동 소리 덕분에 아기는 몇 분 안에 잠에 들게 됩니다. 출산 후 첫 몇 달간 많은 부모들에게 아기 띠나 포대기 사용은 무슨 일을 하건 꼭 필요한 유일한 해결책이라고 할 수 있습니다. 제 첫아기는 제 품에서 벗어나는 것을 싫어했기 때문에 아기 띠는 정말 필수품이었습니다.

신생아 목욕시키기

신생아는 언제 첫 목욕을 해야 할까요? 세계보건기구는 출산 후 최소 24시간은 목욕시키지 말라고 권장합니다. 그러나 병원마다 지침이 각각 다르기 때문에 반드시 병원에 문의하십시오. 신생아의 첫 목욕 시기를 늦추고 처음 24시간 동안 캥거루 케어를 하면 아기의 체온을 따뜻하게 유지하는 데 도움이 됩니다. 첫 목욕을 늦추는 또 다른 이유는 태어날 때 아기 피부에 덮여 있는 태지 때문입니다. 태지는 아기의 피부에 설탕 코팅처럼 달라붙어 박테리아로 인한 감염으로부터 아기를 보호합니다. 또한 태지는 노출된 아기 피부를 위한 천연 보습제이자 보호제입니다. 출산 둘라로서 저는 종종 아기 태지를 화장품으로 사용하면 좋겠다는 생각을 했습니다. 걱정하지 마세요. 절대 그럴 일은 없을 테니까요. 그러나 한 번도 그런 생각을 해본 적이 없다고 하면 거짓말이겠죠. 아기의 태지는 닦아내지 말고 문질러주세요.

믿기지 않겠지만, 신생아는 정말로 목욕을 자주하지 않아도 됩니다. 다만 기저귀가 닿는 부위는 깨끗하게 유지해주세요. 아기가 바닥을 기어다니기 전까지는 일주일에 몇 번만 목욕을 해도 충분합니다. 너무 잦은 목욕은 민감한 신생아의 피부를 건조하게 만들 수 있습니다.

나의 마지막 출산

올림피아 펄Olympia Pearl
2016년 1월 29일
가정 출산

　올림피아의 임신은 저에게 기쁨과 놀라움을 동시에 안겨주었습니다. 그 아이가 배 속에 있던 시간은 제 모든 임신 중에서도 최고의 순간이었습니다. 저는 아름다운 우리집에 아직은 무엇인가 부족하다는 생각을 늘 하곤 했었답니다. 바로 올림피아가 없었기 때문이죠. 두 번이나 쌍둥이를 낳고 키우던 중에 한 명의 아기를 임신하게 되어 매우 기뻤습니다. 사실 저의 임신 기간은 쉽지 않았는데, 정서적으로 늘 저를 지지해준 남편과 둘라 동료들께 감사드립니다.

　제 자신이 경험 많은 둘라라는 사실이 이번 임신 동안에는 축복이자 골칫거리였습니다. 어떻게 해야 하는지 선택지를 너무 많이 알고 있었고 때로는 그 사실이 저를 짓누르기도 했습니다. 처음 임신했을 때보다 이번 임신이 더 불안했습니다. 때로는 모르는 것이 약이라고 생각합니다. 그러나 35주가 지나자 불안은 눈 녹듯이 사라졌고 저는 출산 준비를 하면서 아기 낳을 생각에 신이 나기 시작했습니다. 올림피아는 아주 시간을 잘 지켰어요. 정확하게 40주째에 진통이 시작됐으니까요. 며칠간 배에 수축이 있다 사라지곤 했는데 실제로 신경이 쓰일 만큼의 수축은 아니었습니다. 그리고 잠자리에 든 어느 날 아랫배에 평소보다 더 강한 수축을 느끼면서 새벽 2시에 잠에서 깼습니다. 시간을 재보니 약 7~8분 간격으로 수축이 왔습니다. 저는 진짜 수축이 시작되기에는 너무 이르다고 판단했습니다. 그래서 둘라 동료들에게 수축이 있지만 아직 참을 만하고, 조금 쉬면서 지켜보겠다고 문자를 보냈습니다. 그리고 이런 상황을 알리기 위해 조산사에게도 문자를 보냈습니다. 그때가 새벽 2시 25분이었습니다. 남편인 댄조차 깨우지 않았습니다. 그런데 몇 분 후 갑자기 강한 수축과 함께 날카로운 통증이 느껴지며 무언가 터지는 듯한 기분이 들었습니다. 양수가 터진 것이었습니다. 남편을 깨웠습니다. 그리고 조산사에게 전화를 걸었습니다. 감사하게도 그녀는 첫 번째 문자를 받은 후 이미 저희 집으로 출발한 상태였습니다. 그녀는 매우 직관이 뛰어났기 때문에 저의 생각과는 달리 상황이 빠르게 진행 중인 사실을 감지한 것 같습니다.

이때부터 일이 더 빨리 흘러가기 시작했습니다. 수축은 확실히 더 강해졌습니다. 처음에는 수축하는 동안 큰 장미석영을 단단히 쥔 채 숨을 쉬려고 애썼습니다. 그리고는 "자궁 수축은 절대 당신보다 강할 수 없어요, 왜냐하면 자궁 수축도 바로 당신의 일부이니까요"라는 주문을 머릿속으로 계속 외웠습니다. 그러나 다음 수축은 너무 강해서 쥐고 있던 돌멩이를 던져버리고는 줄곧 이렇게 생각했습니다. "이런 젠장, 더 이상 못하겠어." "어떻게 이 상황을 벗어날 수 있을까?" 남편이 엉덩이와 천골 부위를 마사지해주었지만 아무런 도움이 되지 않았습니다. 그때 마침 조산사가 도착해서 곧 출산 준비가 시작됐습니다. 그 이후의 기억은 약간 흐릿합니다. 땅이 산산이 부서지는 것 같은 몇 번의 수축과 함께 건장한 미식축구 선수가 제 몸에서 쑥 빠져나오는 듯했던 느낌만 기억납니다. 제 몸은 두 번쯤 저절로 힘을 주더니 무언가를 밀어냈습니다. 곧이어 올림피아의 울음소리가 들렸습니다. 정신을 차려 내려다보니 아기는 기다리고 있던 남편의 두 손 위에 미끄러지듯이 안겼습니다. 시계는 새벽 3시 46분을 가리키고 있었습니다. 그리고 때마침 둘라이자 친구인 사만다가 도착해서 태반이 나오는 것을 보았습니다.

이번 출산은 번개처럼 빠르고 강렬했습니다. 지난번 쌍둥이 가정 출산만큼 이번 출산도 행복하고 황홀한 경험이었음을 맹세할 수 있습니다. 경산부multip인 저로서는 이번 출산의 가장 큰 걱정거리가 산후 출혈이었습니다만, 다행히 출혈량은 적었고 회음부의 열상도 전혀 없었습니다.

아침이 되자 아이들이 하나씩 제 방으로 들어오기 시작했습니다. 아이들은 방에 들어오자마자 모두 눈을 휘둥그레 뜨고 자신들이 자는 사이에 아기가 태어났다는 사실에 깜짝 놀랐습니다. 흥분한 아이들의 모습은 정말 사랑스러웠습니다. 아이들이 모두 일찍 일어나자 남편은 보모에게 전화를 걸었습니다. 우리의 친구이기도 한 그녀는 출산 직후 아이들을 돌봐주어 큰 도움이 됐습니다. 또 다른 둘라 동료인 도미노는 맛있는 닭고기 구이와 컵케이크를 가지고 방문했습니다. 그녀는 제가 달콤한 것을 좋아한다는 사실을 잘 알고 있었거든요. 산후 둘라이자 친구인 캐리는 렌틸콩 수프를 만들어 가져왔습니다. 그녀는 그 이후에도 몇 시간씩 저희 집에 와서 아기 돌보는 것을 도와주었습니다. 또 다른 친구는 라자냐를 가지고 와 주어서 덕분에 제가 며칠씩 잘 먹을 수 있었습니다. 친정어머니는 그날 이른 저녁에 방문하셨습니다. 그리고 아버지와 새어머니도 제 딸들을 현대미술박물관에 데리고 가서 저녁을 먹이고 주말 동안 보살펴 주셨습니다. 가끔은 정말 이번 일을 위해 온 마을이 다 발 벗고 나서준 듯한 기분이 듭니다. 그리고 저에게 이런 마을이 있어서 정말 감사합니다.

저는 이틀 만에 아주 놀랄 만큼 몸이 가뿐해졌습니다. 그래도 침대에서 벗어나지 않았습니다. 가끔은 산모들이 산후에 젖꼭지나 관절이 아프고, 잠이 부족하다는 사실을 인지하지 못하기 때문입니다. 저는 출산 경험이 많고 신생아도 많이 대해 봤기 때문에 비교적 불안감이 적었습니다. 신생아 시기의 모든 어려움과 힘든 상황이 일시적이라는 사실도 알고 있습니다. 그렇기 때문에 산후 기간을 훨씬 더 편하게 보낼 수 있었습니다. 가정 출산을 선택한 것도 굉장히 다행이었습니다. 만약 병원에서 출산하기로 했다면 분명히 병원으로 향하는 차 안에서 출산했을 테지요. 임신 기간 중에는 출혈과 피 검사 수치의 이상으로 불안했지만 올림피아의 출산은 가장 편안한 출산이었습니다. 정말 저는 많은 축복을 받았습니다. 또한 조산사가 가정 출산을 기꺼이 지지해주고 긴 시간 내내 도와주어서 정말 감사합니다. 제 아기 셋을 이 세상에 무사히 도착할 수 있도록 도와준 그녀에게 감사드립니다.

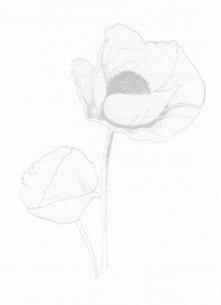

🌱 진짜 부모가 되어가는 과정

부모가 된다는 것은 삶에 크나큰 변화입니다. 인생의 그 무엇도 이 정도의 사랑과 노력을 필요로 하지 않습니다. 부모가 된다는 것은 끊임없이 삶이 고달파질 수 있다는 의미입니다. 많은 것을 내려놓아야 하고 매일 새롭게 도전한다는 마음을 가져야 한다는 사실을 기억하세요.

혼란스러움 받아들이기

'혼란스러움 받아들이기'는 저의 인생 철칙 중 하나입니다. 저는 황소자리 태생으로 매우 근면하고 끈기가 있습니다. 또한 현실에 단단히 발을 디디고 있는 것이 좋습니다. 이 많은 아이들을 키우면서 혼란스러운 상황들을 견디고 포용하는 법을 배웠습니다. 그렇다고 혼란함에 아무런 경계도 두지 않아 이를 쉽게 다룬다는 의미는 아닙니다. 여러분이 통제할 수 있는 한 가지가 있다면 주어진 상황을 어떻게 받아들이냐 하는 것입니다. 결과가 어떻든 받아들이겠다는 긍정적인 마음을 가지면, 오히려 긍정적인 결과를 경험하게 됩니다. 만약 두려움과 절망에 굴복한다면 여러분은 더욱 부정적이고 두려운 결과와 마주하게 될 뿐입니다. 나이가 들어가고 아기를 많이 낳을수록 저는 점점 더 세상의 흐름에 따르고, 안정적인 성격으로 변했습니다. 저는 매우 활발한 사람이지만 제가 상황을 통제할 수 없을 때에는 뒤로 물러나서 그저 상황에 맞춰가는 방법을 선택할 수도 있습니다. 이 모든 것은 저의 임신, 출산 및 육아와 관련이 있습니다.

갓 태어난 쌍둥이들과 또 다른 두 살배기 쌍둥이들, 그리고 다섯 살 아이와 함께 식료품점에 갔던 기억이 아직도 생생합니다. 저는 두 살 난 쌍둥이들이 통로에서 뛰어다니지 않도록 주의시키면서 한 손으로는 쇼핑 카트를 제 앞으로 밀고, 다른 손으로는 쌍둥이용 유모차를 제 뒤쪽에서 당겨야 했습니다. 식료품점에 들어가기 전에 마음속으로 제 자신에게 응원의 말을 건넸습니다. "이것은 그저 게임이고 새로운 도전이야." 그날 아이들의 울부짖는 소리에 완전히 지칠 때쯤에는 울지 않고 차라리 웃기로 했습니다. 그리고 실제로 효과가 있었습니다. 뒤로 물러서지 않고 정신을 똑똑히 차리자고 다짐하기도 했습니다. 주차장에서 스스로를 격려하면서 아이들과 농담을 나누려고 하는 제 모습이 다른 사람에게는 과연 어떻게 보였을까 궁금하네요!

'혼란스러움을 받아들인다'는 문장을 떠올릴 때마다 생각나는 산모가 있습니다. 그녀는 자신이 기대했던 출산과는 매우 다른 상황을 겪게 됐

육아에 대해

특별한 결과나 경험을 보장하는 육아 공식 또는 기법은 없습니다. 이것은 육아의 첫 번째 교훈인데, 우리가 수많은 변수를 통제할 수 없기 때문입니다. 두 번째 교훈은 육아의 과정을 신뢰하는 것입니다. 출산이라는 과정은 최고의 스승이자 신의 천사인 우리가 낳은 아기를 통해, 그 천사의 날개 위에서 인생의 교훈을 배우는 여정이라고 할 수 있습니다. 여러분의 출산이 어떻든지, 여러분은 은혜의 인도를 받았습니다. 그리고 우리는 승리자와 희생자라는 제한된 관점에서 벗어나 출산을 우리 자신과 타인에 대한 연민과 사랑의 구현이라는 변화된 관점 속에서 보게 됩니다. 이것은 우리가 왜 여기에 존재하는지에 대한 영적 목표이기도 합니다.

- 엘리자베스 바흐너, 조산사, 우아한 출산의 대표

습니다. 그러나 그 혼란을 아름답게 받아들이고 기쁘게 결과를 수용했습니다. 그녀는 예상하지 못했던 충격적인 상황에 처할지라도 출산은 아름답고 축하할 일이라는 사실을 알려주었습니다. 그 산모가 자신의 아기를 처음 보았을 때의 그 눈빛을 지금도 잊을 수 없습니다. 그녀는 혼란 속에서 사랑을 택했고, 결국 그날 사랑을 차지할 수 있었습니다.

형제자매

다른 자녀들에게 새 아기의 탄생을 알리는 일은 아이들의 성향에 따라 어려울 수 있습니다. 당연히 그럴 수 있습니다. 한번 상상해 보세요.

여러분의 남편 혹은 아내가 어느 날 집에 돌아와서 이제 사랑해야 하는 또 다른 남편이나 아내가 생겼다고 말하는 겁니다. 그리고 그 새로운 여자나 남자가 10개월 후에 집으로 이사와 여러분과 함께 살 예정이며, 여러분은 그 문제에 절대 반대할 수 없다고 상상해 보세요.

쉽게 생각해 보세요. 아이들에게 새로운 아기가 태어난다는 소식을 듣고 다양한 많은 감정이 생기는 것은 자연스러운 일이라고 알려주세요. 그리고 아이들에게 자신의 감정을 정리할 수 있는 시간과 공간을 허락해 주세요. 새로 태어날 아기에 대해 함께 이야기하고 일찍부터 아기와 유대감이 생길 수 있도록 도와주세요. 아이에게 엄마 배 속에 있었을 때의 이야기를 들려주면 아이는 새로 생긴 동생에게 더 친숙해질 수 있습니다. 그리고 아기가 태어나면 신생아 돌보는 일을 돕게 하여 아이들 스스로가 자신이 중요한 사람이라고 느끼게 해주세요. 아기의 기저귀를 가져오거나 아기 옷을 골라 달라고 하세요. 신생아에게 젖이나 분유를 먹일 때 다른 형제자매는 소외감을 느낄 수도 있습니다. 가장 좋은 방법은 수유할 때 아이들을 불러와 당신 옆에 앉히는 것입니다.

부모로서 여러 아이들을 동시에 사랑하는 것이 가능하다는 사실을 알아야 합니다. 아이들을 사랑하는 여러분의 마음은 점점 더 커질 거예요.

반려동물에게 소개하기

저는 동물 애호가입니다. 제 강아지들은 저에게 첫 번째 자식이었다고 해도 과언이 아닙니다. 강아지들은 저에게 생명에 대한 책임을 가르쳐주었습니다. 많은 산모들이 새로운 아기를 소개할 때 반려동물이 보일 반응을 두려워합니다. 저의 강아지는 제가 임신하고 있는 동안 집 안에서 일어나고 있는 변화의 분위기를 느꼈습니다. 강아지는 늘 저를 따라다녔고 예고 없이 찾아오는 새로운 사람은 집 안에 들이지 않았습니다. 심지어 저에게 가까이 다가온 우체부를 공격할 뻔한 일도 있었습니다.

동물은 주인의 행동을 그대로 비추는 거울입니다. 강아지와 함께 있을 때 더 침착하고 단호하게 행동하도록 노력하세요. 그리고 여러분이 가족의 리더임을 확실히 알려주세요. 아기가 태어나면 아기의 체취가 담긴 담요를 강아지에게 가져다주세요. 아기를 소개하기 전에 강아지가 아기의 체취에 익숙해질 수 있도록 해주세요.

제 산모 중 한 명은 사랑하는 반려동물이 갓난아기에게 거부 반응을 보일까 걱정되어 동물 훈련사 겸 행동 연구가를 고용했습니다. 훈련사는 가족이 불안감을 줄이고 새로운 변화에 대비해 계획을 짤 수 있도록 도와주었습니다. 다행히도 그들의 강아지는 큰 문제없이 새 가족을 맞이할 수 있었습니다.

제가 드릴 조언 중 가장 중요한 핵심은 보호자 없이 아기와 강아지 단 둘만 두지 않는다는 점입니다. 아기가 기어다니기 시작하면 강아지의 눈을 찌르거나 꼬리를 당길 수 있습니다. 갑작스러운 행동은 온순한 강아지라도 돌변하게 만들 수 있습니다. 동물은 부드럽게 대해야 한다는 점을 아기에게 가르치세요.

안타깝지만 고양이의 경우에는 반응을 예측하기 어렵습니다. 신생아의 담요를 가져와서 고양이가 아기 체취에 익숙해지도록 해보세요. 저도 오랫동안 수많은 고양이를 키웠는데 한 마리를 제외하고는 모두 괜찮았습니다. 그 고양이는 종종 아기에게 공격적으로 행동하곤 했습니다. 다행히 그 고양이는 아기가 없는 좋은 가정으로 입양 보내졌습니다.

또 조심해야 할 부분은 고양이가 침대에 뛰어올라와 아기와 같이 자려고 한다는 점입니다. 모래 상자에서 변을 본 고양이를 아기 옆에서 재우는 것은 좋지 않습니다. 침대 텐트를 사용해서 호기심 많은 고양이의 접근을 막아보세요.

반려동물에게 아기를 잘 소개하길 바랍니다. 부디 아기, 반려동물과 다함께 행복한 가정을 이루고 즐거운 시간 보내시기를 빕니다.

사회생활

아기를 낳기 전에 저의 사회생활은 매우 활발했습니다. 저는 부모가 됨으로써 맞게 될 엄청난 생활의 변화에 준비가 되어 있지 않았습니다. 그리고 임신 중에 몇 명의 친구가 슬그머니 사라졌습니다. 첫딸을 낳은 후에는 훨씬 더 많은 친구가 사라졌습니다. 아이가 없을 때는 매우 중요하게 여겨졌던 인간관계가 엄마라는 새로운 역할에 비해서는 그리 중요하게 생각되지 않았기 때문입니다. 딸과 비교했을 때 제 인생의 나머지 모든 것들은 빛이 바랜 기분이었습니다. 그리고 잃어버린 줄도 몰랐던 제 인생의 의미를 찾게 된 듯한 느낌이었습니다. 처음 부모가 되는 이들 중 상당수는 여태까지 그래왔던 것처럼 세상이 급격히 바뀌지 않을 것이라는 환상을 가지고 있습니다. 또한 많은 사람들은 아기가 부모의 생활양식에 적응할 것이라고 생각합니다. 그러나 완전히 반대입니다. 사랑스러운 아기에게 맞추기 위해 여러분은 모든 것을 바꾸게 됩니다.

부부 관계

여러분의 몸이 완전히 회복되는 출산 후 약 6주(만약 오로가 빨리 멈춘다면 그 이전도 가능)가 지나면 다시 부부 관계를 시작해도 됩니다. 문제는 여러분이 밤낮으로 신생아를 돌보느라 완전히 지쳐버린다는 점입니다. 모유 수유를 하면 호르몬으로 인해서 성욕도 크게 줄어들 수 있습니다. 이럴 때는 수면과 식사만이 당신을 만족시켜 줄 수 있습니다. 여러분의 우선순위가 이렇게 바뀌면 부부 관계의 준비가 되어 있던 남편이 마음의 상처를 받을 수도 있습니다. 남편에게 사랑과 감사를 보여 줄 수 있는 다른 방법을 반드시 찾아야 합니다. 안아 주기, 함께 낮잠 자기 등 가족으로서 함께 보내는 시간을 통해 남편과 친밀한 관계를 유지할 수 있습니다. 자녀를 갖게 되면 배우자와의 사랑이 더 깊어질 수도 있지만 오히려 사랑이 식을 수도 있습니다. 이와 반대로 여러분이 6주를 기다릴 수 없을 만큼 급할 수도 있습니다. 최소 6주간은 참아야 함을 명심하세요!

감사하는 마음

건강한 아이들의 엄마가 되는 기쁨을 준 이 세상 모두에게 감사드립니다. 그리고 항상 저를 지지해주는 멋진 남편도 고맙습니다. 또 새로 태어날 가족을 기다리는 여러분께 제가 이렇게 정보를 알려주고, 응원하며 함께할 수 있도록 허락해주셔서 감사드립니다. 이 모두가 도저히 꿈에도 생각해보지 못한 영광입니다.

여러분은 무엇에 감사하나요? 여러분 인생에서 갖지 못한 것을 생각하기보다 현재 가지고 있는 것에 대해 얼마나 자주 생각하며 감사하고 있나요?

처음으로 부모가 된다는 것은 매우 힘든 일입니다. 세상에 감사하는 마음을 잊지 않아야 이 힘든 육아를 헤쳐 나갈 수 있습니다. 부모가 되면 매일매일의 스트레스에 갇혀서 조금의 여유도 없이 살아가기 십상입니다. 여러분은 끝없는 세탁물과 지저분한 집, 경제적 쪼들림, 시간과 수면 부족 등 쉼 없이 일어나는 문제에 대해 너무 자주 불평하고 있음을 깨닫게 될 것입니다. 가끔은 유리잔에 우유가 반밖에 들어 있지 않다고 생각할 수 있습니다. 그러나 세상에 감사하는 마음을 가지면 유리잔에 우유가 반이나 차 있다고 생각하게 됩니다.

저는 제 아이들이 세상에 감사하고 공감하는 마음을 가지기를 바랍니다. 아이들에게 이를 가르쳐 주려면 우리가 먼저 모범을 보여야 합니다. 우리는 아이들의 인생 여정에서 롤 모델이 되고 안내자가 되어야 합니다.

다음은 일상생활에서 감사를 느끼기 위한 몇 가지 방법입니다.

- 지금 이 순간의 삶에 집중하고 안식을 누릴 수 있도록 노력하세요. 스트레스를 받고 불안할 때는 세상에 감사를 표현하기가 불가능합니다.

- 가벼운 일에도 감사한 마음을 갖도록 합니다.

- 불평하지 않도록 합니다. 하루, 일주일, 혹은 이 주일 동안 불평 없는 기간을 갖도록 도전하세요. 말이 행동보다 쉬운 법입니다. 부정적인 생각을 통제하기에 매우 좋은 훈련법입니다.

- 저녁 식사 시간이나 잠들기 전 침대에서 모든 가족들과 함께 그날 하루 자신에게 일어난 좋은 일 한두 가지씩 말해보도록 합니다. 매일 말하다 보면 어떤 상황에서도 긍정적인 면을 찾을 수 있게 됩니다.

- 감사하는 마음을 세상에 돌려주세요. 지역 자선 단체에서 자원봉사를 해보세요. 이웃 노인을 위해 바닥을 쓸거나 친구를 위해 꽃을 배달하세요. 다른 사람을 위해 좋은 일을 해보세요.

🌱 신생아기 이후의 육아

부모가 된다는 것은 제 인생에서 가장 힘든 일이었습니다. 아이들을 위험으로부터 지키고 잘 살아가도록 해야 하는 막중한 책임감에 어깨가 짓눌릴 정도였습니다. 하지만 이 힘든 육아에는 그만큼 많은 보상이 따른다는 장점이 있습니다. 다음은 새로 부모가 된 이들이 첫 몇 년을 잘 보내는 데 도움이 될 만한 몇 가지 육아 팁입니다.

- 아기는 결국 잠을 자게 됩니다. 네, 정말로 그렇습니다. 많은 사람들이 아기 빨리 재우는 법이나 조언을 주려고 안달을 합니다. 여러분의 직감을 믿으세요. 그리고 수면 부족은 부모가 되는 이 새로운 여정의 일시적 과정일 뿐이라는 점을 받아들이세요.

- 놀이터에서 우연히 만나는 다른 부모들 중에는 상당히 비판적인 성향의 사람도 있습니다. 가끔 저의 고등학교 시절이 떠오르기도

합니다. 그러나 새로운 친구 사귀기를 좋아하는 저는 종종 간단한 대화를 시도합니다. 두 번에 한 번 꼴로 대화를 하죠. 놀랍나요? 저는 단지 다른 부모와 대화하고 싶을 뿐입니다. 저는 엄마가 됨으로써 이렇게 모성애라는 연대감으로 자매결연을 맺고 있습니다.

- 누구도 여러분의 상황을 완전히 이해하지는 못할 것입니다. 친구나 부모 형제가 시끌벅적대며 단란해 보이는 여러분의 가정 상황을 어렴풋이 짐작할 수는 있지만 결국 임신과 출산의 어마어마한 여정을 진정으로 이해하는 사람은 오직 여러분 자신뿐입니다(때때로 남편이 알아줄 수도 있습니다). 일곱 명의 아이를 기르면서 저는 항상 이 말을 떠올립니다.

- 여러분은 이제 새 하이힐을 사지 않아도 됩니다. 물론 여러분이 원하지 않는다는 조건에서 말입니다. 저는 일 년에 한 번 정도 하이힐을 신는데 하이힐을 신고 쌍둥이 유모차를 밀면 정말 불편합니다.

- 부모가 되면 정말 행복합니다. 저는 아기의 엉덩이를 닦아주는 제 모습과 괴성을 지르며 철없이 다투는 아이들로 엉망이 돼버린 상황을 상상하며 상당히 걱정했습니다. 실제로 그랬지만 저는 그런 상황을 겪을 수 있어서 행복했으며 감사하게 생각합니다. 제 인생은 풍요롭습니다. 여러분의 아기는 여러분에게 말로 형용할 수 없는 기쁨을 안겨 주는 존재입니다.

유아기 생존법

저희 집에는 가끔 제가 '말썽쟁이 쌍둥이'라고 부르는 아이들이 나타납니다. 괴성을 지르며 울어대는 두 명의 작은 괴물이지요. 때로는 다른 아이들까지 재미삼아 이 상황에 동참하기도 합니다. 힘에는 전염성이 있습니다! 저는 이러한 정신없는 상황이 자주 일어나지 않도록 하면서, 더 쉽게 대처할 수 있는 방법을 터득했습니다. 도움이 됐던 몇 가지를 여러분과 공유해보겠습니다. 물론 아이들마다 각각 성격이 다르므로 이 팁은 모두에게 맞지 않을 수 있습니다. 저에게는 특별히 정해진 육아 방식이 따로 없습니다. 단 하나의 육아 스타일이나 접근 방식이 모든 아이에게 적용될 수 있다고 생각하지 않습니다. 각각의 아이들은 모두 특별하니까요.

호흡을 해봅니다. 그리고 멈추세요. 평정심을 유지하기 위해 심호흡을 하세요. 아이들은 여러분의 감정이 격해지면 쉽게 감지하며 역으로 이용할 수도 있습니다. 여러분이 점점 더 흥분할수록 아이들은 여러분을 더 화나게 만들 것입니다. 바보 같은 소리로 들릴 수 있지만 머릿속으로 10까지 세어 보세요. 큰 도움이 될 수 있습니다.

소리를 지르지 마세요. 저도 때때로 아이들에게 소리를 지르기 때문에 이것이 얼마나 힘든 일인지 알고 있습니다. 누구도 완벽한 사람은 없습니다. 인간의 한계에 도달한 느낌이 어떠한지 이해합니다. 그러나 소리를 지르면 화가 나는 시간만 길어지고 아이들을 겁먹게 할 수 있습니다.

아이들을 때리지 마세요. 아이를 때리면 어떤 점이 좋을까요? 대답은 따로 하지 않겠습니다. 하지만 비폭력적 육아법을 배우면 여러분과 자녀에게 큰 도움이 됩니다. 종종 아이들을 때리고 싶은 충동이 생기는 것은 정상입니다. 저도 그랬습니다. 그러나 절대 아이들을 때리지 않았으며, 앞으로도 결코 때리지 않겠습니다. 체벌 이외에도 아이들을 훈육하는 효과적인 방법이 많이 있습니다.

상황을 금방 무마시키려 하지 마세요. 때때로 아이들이 소리치며 떼를 쓸 때 원하는 것을 주면 쉽게 진정시킬 수 있습니다. 그러나 이 방법은 아이들에게 떼를 쓰면 원하는 바를 쉽게 얻을 수 있다는 인식을 줄 수 있습니다. 제 친구는 "테러리스트와 협상은 없다"고 말한 적이 있습니다. 이 말을 따르세요. 강해져야 합니다.

자녀 훈육을 두려워하지 마세요. 아이들이 때때로 여러분을 좋아하지 않을 수도 있습니다. 그게 뭐 어때서요? 단순히 아이의 친구가 되어주는 것은 오히려 아이들에게 좋지 않을 수 있습니다. 여러분과 아이들 사이에 경계를 설정하고 아이들이 다른 사람을 존중할 수 있도록 가르치세요. 다른 성인이 여러분 아이의 방식대로 여러분을 대한다면 어떨까요? 저는 개인적으로 경계가 없고 예의가 없는 사람들과는 친구하기 어렵습니다. 그래서 저는 아이들이 자아도취자로 자라지 않도록 열심히 키우고 있습니다.

'타임아웃'은 많은 아이에게 효과적입니다. 타임아웃이 효과가 없다면 좋아하는 장난감이나 게임을 제한해 보세요. 이것이 좋은 방법인지 아닌지에 대해 수많은 논란이 있음을 잘 알고 있지만, 저희 집에서는 꽤 효과적입니다.

떼쓰는 아이의 주의를 다른 데로 돌려보세요. 아이들이 소리를 지르고 떼를 쓰면 저는 가끔 크게 웃거나 춤을 추곤 합니다. 그러면 아이들은 소리지르기를 멈추고 잠시 당황합니다. 어쨌건 나쁜 행동을 멈추기는 합니다. 늘 그런 것은 아니지만, 아이들이 떼를 쓸 때에 바보 같은 행동을 하면 제 자신도 웃음이 나고 화도 덜 납니다.

마지막으로, 아이들에게 긍정 강화를 많이 해주어야 합니다. 제가 집안일을 덜 하면서 함께 놀며 웃고 떠든 날에는 아이들이 훨씬 더 행복해 보입니다. 대가족 속에서 아이들은 항상 제 관심을 끌기 위해 경쟁하고 있습니다. 저는 아이들이 바르게 행동하면 이에 대해 보상해주려고 많은 노력을 하고 있습니다.

자녀 훈육을 두려워하지 마세요.
아이들이 때때로 여러분을 좋아하지 않을 수도 있습니다.
그게 뭐 어때서요? 단순히 아이의 친구가 되어주는 것은
오히려 아이들에게 좋지 않을 수 있습니다.
여러분과 아이들 사이에 경계를 설정하고 아이들이
다른 사람을 존중할 수 있도록 가르치세요.

추천의 글

우리의 출산 문화를 바꿔줄 만한 책

김혜경(전문 둘라)

우리 여성들에게는 임신과 출산에 관해 막연한 두려움이 있어요.

임신과 출산을 부정적이고 과장되게 묘사하는 미디어로 인해 우리는 출산이 두렵고 무섭다는 집단 최면에 걸린 것 같습니다.

출산을 앞둔 산모와 보호자는 자연스러운 출산을 시도할 엄두조차 못 내고, 으레 포기하는 경우가 많습니다. 특히 처음 임신한 산모와 가족들은 무엇을 해야 하고 어떤 것을 준비해야 할지, 또는 어떤 음식을 먹으면 안 되는지 등 궁금한 것투성이입니다.

방대한 정보가 난무하는 현대에는 도움이 되는 정보도 있지만 부정확하고 과장된 정보 탓에 임신 기간 내내 스트레스와 걱정에 시달리는 산모와 가족들이 많습니다.

자연스러운 출산의 경험이나 의견을 함께 나눌 가족 또는 친구가 없어 답답했다면 〈당신의 위풍당당한 출산을 위한 가이드〉를 읽어보세요. 임신·출산의 교과서라 불러도 될 만큼 임신부를 위한 기본

적이고도 필수적인 정보를 담고 있습니다.

또한 어렵지 않고 명료하며 부담스럽지 않은 내용 덕분에 임신부들이 임신 중에는 물론 출산 후에도 늘 가까이 두고 의지할 만한 책입니다.

산모와 가족들이 가장 궁금해 하는 정보가 가득한 이 책의 도움으로 많은 임신부들이 임신 기간 동안 몸과 마음의 안정과 평화를 느끼시고 건강한 출산으로 이어지길 기원합니다. 더불어 우리의 출산 환경과 출산에 대한 인식도 변하기를 희망합니다.

준비를 잘 하면 출산은 무섭지 않아요. 두렵지 않아요. 여러분도 잘 낳을 수 있어요.

마지막으로, 오랜 시간 직접 공들여 번역하며 임신부에게 유익한 이 책을 우리나라에 소개해주신 자연 출산 전문 병원 연앤네이쳐의 박지원 원장님과 외국인 전담 조산사 문지영 선생님께 감사드립니다.

그동안 우리가 몰랐던 '진짜 출산 이야기'

이채연(연앤네이쳐 출산센터장)

형제가 많은 집의 맏이로 태어난 저는 어린 시절 집에서 동생을 출산하던 엄마를 본의 아니게 도운 적이 있습니다. 그때부터 저는 조산사가 될 운명이었을까요? 지금 생각해보면 이 길을 선택하게 된 계기가 됐을지도 모르지만, 당시 엄마가 출산하는 모습은 어린 저에게 무척이나 충격이었습니다. 동물적이라는 생각까지 들었어요. 하지만 어른이 된 뒤 엄마의 출산 방식이 요즘 새롭게 각광받고 있는 건강하고 자연스러운 출산 방식임을 알게 됐습니다. 진통하는 내내 엎드려 방을 기어 다니던 엄마의 모습은 지금 제가 출산 리허설 강의에서 산모에게 권하는 자세 중 하나입니다. 그래서 당시를 생각하면 엄마한테 죄송한 마음이 들면서, 누가 가르쳐 주지도 않았는데 도대체 엄마는 어떻게 이 자세를 아셨을까 경외심이 들기도 합니다.

예나 지금이나 출산하는 우리의 몸이 원하는 방식은 동일합니다. 문제는 누가 알려주지도 않으며, 설혹 알고 있고, 원한다 해도 이러한 출산 방식을 허용해 주는 병원이 많지 않다는 사실입니다. 예전에 제가 일했던 병원에서 있었던 일입니다. 한 산모가 아기 머리가 보이는데 분만대(출산 시 산모를 고정하는 특수 침대)에서 뛰어내리려 해서 모든 직원이 달려들어 말렸었지요. 지금의 저는 그 산모가 충분히 이해되고 자연스러운 행동이었다고 생각합니다. 하지만 그 당시에는 정말 별난 산모라 여겼지요.

이번에 박지원 원장님, 문지영 조산사의 손을 거쳐 출간하게 된 〈당신의 위풍당당한 출산을 위한 가이드〉는 최근 조금씩 바뀌고 있는 출산 문화와 그에 따른 정보의 홍수 속에서 제대로 된 정보를 갈망하는 많은 이들에게 정말 반가운 소식일 것입니다. 저도 원고를 받자마자 단숨에 다 읽어버릴 정도로 재미있고 유익하다고 느꼈습니다. 또한 출산을 앞둔 산모의 생각과 심리가 아주 생생하게 묘사돼 있어 조산사로서 당연하게 생각되는 내용도 산모 입장에서는 궁금하고 불안할 수 있겠다는 생각이 들었습니다.

조산사로서 전문 둘라와 함께 하는 출산은 항상 기대되고 즐겁습니다. 뿐만 아니라 무언가를 성취한 듯 뿌듯함을 느낍니다. 함께 고민하며 출산을 풀어나가는 과정은 고단하고 힘든 출산 현장에 저를 다시 서게 만드는 에너지이기도 합니다. 여러 아이를 직접 낳고 기른 어머니이자 전문 둘라로서의 전문 지식을 바탕으로 임신, 출산, 육아의 모든 영역을 아우르는 저자의 세세한 정보가 산모와 가족 모두에게 출산의 두려움을 이기고 기쁨으로 새 식구를 맞이하는 축제의 준비물이 되기를 바랍니다.

참고 문헌

The Cochrane Database of Systematic Reviews
The World Health Organization (WHO)
American Congress of Obstetrics and Gynecologists (ACOG)
The Journal of Obstetrics and Gynecology
U.S. Department of Health and Human Services
Environmental Working Group (EWG)
Cambridge Dictionary
Centers for Disease Control and Prevention (CDC)
American Academy of Anesthesiologists
The Lamaze Method
HypnoBirthing
Doula Organization of North America (DONA)
The Bradley Method of Natural Childbirth
The American Academy of Pediatrics
Carriage House Birth

도움 주신 분

엘리자베스 바흐너Elizabeth Bachner는 로스앤젤레스에 본사를 둔 산모와 아기를 존중하는 출산 기관인 우아한 출산GraceFull Birthing의 창립자이며 클리닉 책임자이자 조산사입니다. 출산 교실과 다양한 워크숍을 공동으로 진행하고 있습니다.

웹 사이트: www.gracefull.com
인스타그램: gracefullbirth

로빈 로즈 베넷Robin Rose Bennett은 허벌리스트, 조산사 및 교사로 일하고 있고, 자칭 '녹색마녀'입니다. 그녀는 〈바다와 달 명상 CD Ocean and Moon meditation CDs〉, 〈치유의 마법: 의식적인 삶을 위한 그린위치 가이드북Healing Magic: A Green Witch Guidebook to Conscious Living〉과 〈치유의 허브가 주는 선물The Gift of Healing Herbs〉의 저자입니다.

웹 사이트: www.robinrosebennett.com

캐리지하우스버스Carriage House Birth는 임산부에게 가족적인 시스템을 제공하기 위해 노력합니다. 캐리지하우스버스는 둘라 공동체 구성원들 간 관계 함양을 바탕으로 성공을 거두고 있습니다. 또한 이들은 출산을 돕는 둘라와 산후 둘라, 그리고 산모가 상호 작용을 통하여 서로 간에 도움을 청하고 돕는 데에 불편함을 느껴서는 안 된다고 생각합니다. 도미노 커크Domino Kirke, 사만다 허긴스Samantha Huggins, 린지 블리스Lindsey Bliss 등 캐리지하우스버스를 운영하는 이 세 명 모두 자녀를 둔 어머니이며 출산 둘라입니다. 본부는 현재 뉴욕과 로스앤젤레스에 있으며 점점 규모가 커지고 있습니다. 캐리지하우스버스는 2011년부터 뉴욕과 로스앤젤레스에서 1,500여 가족에게 출산, 산후 지원, 모유 수유, 분유 수유 지원, 출산 교육 등의 서비스를 제공하고 있습니다.

웹 사이트: www.carriagehousebirth.com

인스타그램: carriagehousebirth

이메일: info@carriagehousebirth.com

라샨다 댄리치LaShanda Dandrich는 국제모유수유전문가IBCLC(International Board Certified Lactation Consultant)이며 산후 둘라이자 자녀를 둔 어머니입니다. 그녀는 뉴욕 할렘에 위치한 업타운 빌리지 협동조합Uptown Village Co-op의 대표이며 가정 방문을 통해 수유 교육을 진행하고 있습니다.

웹 사이트: www.UptownVillage.coop

이메일: UptownVillageLC@gmail.com

데보라 하네캄프Deborah Hanekamp는 치유 아트 분야에서 17년 넘게 활동한 전문가입니다. 그녀는 여성 주술사이고 일본 기 치료 전문가, 요가 지도자입니다. 최근에 그녀는 전 세계에서 의학 서적 및 논문을 발표하는 행사도 주최했습니다. 그녀의 치유 예술 작품은 〈뉴욕 타임스〉 및 잡지 〈보그〉, 〈마리클레르〉에 실리기도 했습니다. 강좌를 신청하려면 appointments@mamamedicine.nyc로 이메일을 보내거나 212-226-1714로 전화하세요.

웹 사이트: www.mamamedicine.nyc

인스타그램: mamamedicine

사만다 허긴스Samantha Huggins는 캐리지하우스버스의 공동 대표이자 CHB 자격을 이수한 출산 둘라, 두 아이의 어머니이며 수유 상담가, 출산 준비 교실 강사로 일하고 있습니다. 또한 어린이를 위한 성교육 프로그램인 더코드The Code의 공동 대표입니다.

웹 사이트: www.carriagehousebirth.com and www.thekidcode.org

인스타그램: the_kidcode

미라클 마티Miracle Mattie는 마사지 치료사이자 허벌리스트이며, 어머니이자 할머니이고 증조할머니입니다. 이제 그녀는 우리 곁을 떠났지만 그녀의 지혜와 사랑은 여전히 우리에게 남아 있습니다.

샤피아 M. 먼로Shafia M.Monroe는 공중보건학 석사이자 조산사DEM로서, 유아 사망률을 줄이고 모유 수유를 권장하며 유색인 조산사를 늘리기 위해 헌신하는 지역 사회 활동가이자 국제전통출신센터ICTC 설립자입니다. 그녀는 매사추세츠 조산사 연합 소속의 공인된 조산사일 뿐만 아니라 출산 준비 교육 강사와 둘라 교육 강사로 활동하고 있습니다. 일곱 자녀의 어머니이기도 합니다.

　웹 사이트: www.shafiamonroe.com

　이메일: shafia@shafiamonroe.com

캐리 페리Carrie Perry는 두 아이의 어머니이자 수유 상담가이며 뉴욕 브루클린에서 산후 둘라로 활동 중입니다.

　웹 사이트: www.carriagehousebirth.com

제시카 프레스콧Jessica Prescott은 자녀를 둔 어머니이면서 채식주의자 블로그인 '홀리 굿니스Wholy Goodness'의 작가이자 사진사입니다. 또한 〈비건의 이로움Vegan Goodness〉을 저술했습니다.

　웹 사이트: www.wholygoodness.com

　인스타그램: wholygoodness

타라 스타일스Tara Stiles는 자녀를 둔 어머니이며 요가 강사이고 작가로도 활동하고 있습니다. 현재 스트랄라 요가Strala Yoga의 대표입니다. 그녀는 클래식 발레와 안무를 했던 경험을 살려 오랫동안 요가 개인 레슨을 해왔고 이를 토대로 스트랄라를 만들었습니다. 그녀는 리복Reebok과 협력하여 리복 요가 라이프스타일 라인을 만들기도 했습니다. 베스트셀러인 〈요가 치료Yoga Cures〉, 〈당신만의 규칙을 만들어라Make Your Own Rules Cookbook〉, 그리고 〈스트랄라 요가Strala Yoga〉를 쓴 유명 작가입니다. 그녀의 책은 전 세계에 여러 언어로 번역 출판됐습니다.

　웹 사이트: www.stralayoga.com and www.tarastiles.com

　인스타그램: tarastiles

러브데이 와이Loveday Why는 건강한 식습관 및 라이프스타일을 지도하는 블로그 '와일드&굿Wild & Good'의 대표이고 작가, 심리 치료사로 활동 중입니다.

　웹 사이트: www.wild-and-good.com

　인스타그램: wild_and_good

제시카 주커 박사Dr. Jessica Zucker는 로스앤젤레스에서 활동하는 심리학자로, 여성의 임신과 임산부 정신 건강을 전문으로 다룹니다. 또한 작가이기도 합니다. 그녀는 #IHadAMiscarriage 캠페인을 시작한 주인공이기도 합니다.

　웹 사이트: www.drjessicazucker.com

　인스타그램: ihadamiscarriage

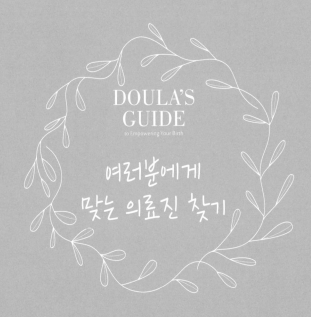

DOULA'S
GUIDE
to Empowering Your Birth

여러분에게
맞는 의료진 찾기

여러분이 원하는 의료 기관에 방문하여 면담해 보고,

그들이 여러분에게 올바른 근거 중심 치료를 하는지와

그것이 여러분과 맞는지를 확인해야 합니다.

그들에게 질문할 때 다음 질문 목록을 이용해 보세요.

자세한 내용은 이 책 97쪽의

"나에게 맞는 의료진 찾기" 부분을 참고하십시오.

• 근거 중심 의료를 행하시나요?

• 임신, 진통, 출산에 대한 당신의 철학은 무엇인가요?

• 제왕 절개율이 얼마나 되나요?
  (낮을수록 좋습니다. 많은 사람들이 수술을 통한 출산을 피하고 싶어하니까요.
  당신이 수술을 계획하고 있다면 걱정할 필요가 없습니다. 제왕 절개율은 항상
  높고, 대부분의 산과 의사들은 제왕 절개술 경험이 많습니다.)

- 특정 임신 주수가 넘으면 통상적으로 산모들에게 유도 분만을 권유하나요?

....

....

....

- 회음 절개 시술이 일반적인가요?
  (회음 절개는 회음부를 외과적으로 절개하는 것으로, 질 입구와 항문 사이의 부분을 더 넓혀 분만을 쉽게 하기 위해서입니다. 일상적인 시술이었으나 현재는 특별한 경우에만 행해지고 있습니다.)

....

....

....

- 양막을 인위적으로 터트리나요?

....

....

- 그 밖에 제가 미리 알아야 할 일상적인
  의료 행위가 있나요?

  ....
  ....
  ....

- 제 출산 당시에 비번이라면 누가
  제 아기를 받아 주나요?

  ....
  ....
  ....

- 둘라에 대해서 어떻게 생각하세요?

  ....
  ....

• 진통할 때 시간제한이 있나요?

....

....

....

• 신생아실에 아기를 보내지 않고 모자동실이 가능한가요?

....

....

....

• 이 병원은 아기/가족 친화적인가요?

....

....

....